ENCYCLOPÉDIE

DE LA SANTÉ

AVIS AU CLERGÉ

L'HYGIÈNE DU PRÊTRE — LE PRÊTRE ET LA MÉDECINE
LE PRÊTRE DEVANT L'AGONIE

PAR

Le Docteur Jules MASSÉ

PARIS

AUX BUREAUX DE L'ENCYCLOPÉDIE

RUE DU REGARD, 1 — HÔTEL RÉCAMIER

1855

AVIS AU CLERGÉ

ENCYCLOPÉDIE DE LA SANTE

Dr Jules Massé
1 Rue du Regard.

PARIS. — IMP. SIMON RAÇON ET COMP., RUE D'ERFURTH, 1

ENCYCLOPÉDIE DE LA SANTÉ

AVIS AU CLERGÉ

PAR

LE DOCTEUR JULES MASSÉ

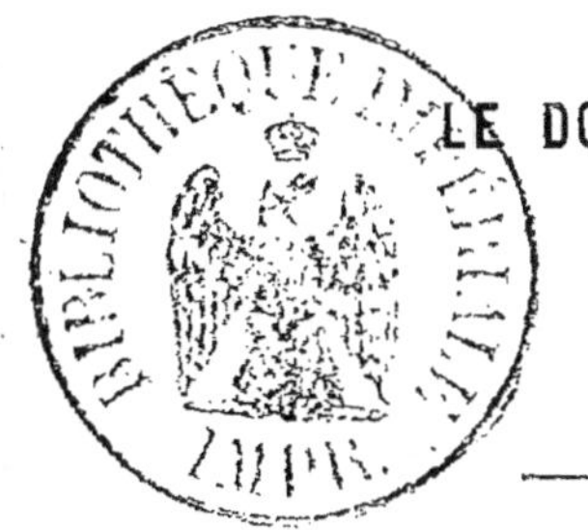

PARIS

AUX BUREAUX DE L'ENCYCLOPÉDIE

RUE DU REGARD, 1, HÔTEL RÉCAMIER

1855

AVANT-PROPOS

I. — Des difficultés du sujet de ce volume.

Je ne me suis point fait illusion, le sujet que je vais traiter est grave, délicat, difficile.

Je veux tracer l'hygiène du prêtre, montrer à chaque ecclésiastique les droits qu'il a d'exercer la médecine de charité; enfin, je veux les avertir des signes qui présagent une catastrophe, des principaux symptômes qui annoncent la fin de la vie. Or ces différents caractères sont si complexes, si bizarres, qu'en vérité j'ai l'appréhension de paraître étrange moi-même en les analysant.

Pour tracer l'hygiène du prêtre, il faut nécessairement expliquer ses occupations, montrer ses obligations habituelles, dénoncer les abus des abus, et des exagérations qui souvent apparaissent comme de saintes pratiques, comme de religieuses vertus. En un mot, armé du flambeau hygiénique, je suis obligé de parcourir tous les chemins, tous les détours des occupations cléricales, et me faire le critique, quand besoin est, de certains travers qui se rencontrent dans la plus vénérable, la plus méritante, la plus sublime de toutes les carrières.

— De quoi vous mêlez-vous? me crieront plusieurs critiques ; est-ce que tout cela vous regarde? est-ce que le sacerdoce n'est point comme l'arche sainte, à laquelle, sous peine de mort, il était défendu de toucher?

Certes, loin de moi l'idée de toucher au sacerdoce : je l'admire et je le vénère, et si j'adresse quelques conseils à tous les soldats de cette sainte milice, c'est par dévouement et pour atteindre complétement mon but : l'utilité.

Ce n'est point ici une profession de foi hypocrite, et mon assurance de dévouement n'a rien d'analogue avec les menteuses paroles d'un bon nombre de marchands. Tout petit enfant, j'avais pour la robe du prêtre un respect et une vénération que je devais sans doute aux religieuses habitudes de ma famille, mais qui, germant et se développant dans mon cœur, a été toujours en augmentant. C'est à des ecclésiastiques que je dois non-seulement mon éducation, mais toute mon instruction première; c'est un digne et saint prêtre qui m'a gardé, conduit dans ma jeunesse; c'est à l'un des plus saints ministres de Dieu que je dois et ma situation actuelle et tous les gracieux bonheurs du foyer.

J'aurais été bien ingrat si, dans mes travaux scientifiques, je n'en avais point consacré quelques-uns spécialement au clergé.

C'est, du reste, ce que me faisait comprendre,

dans des entretiens intimes, mon illustre maître, le grand professeur Récamier.

— Vous avez une vocation spéciale, me disait-il, celle d'enseigner l'hygiène au peuple et de faire comprendre à tous l'inanité de la science médicale séparée de la religion. — Ne craignez ni les récriminations ni les critiques; ne redoutez ni les oppositions ni les obstacles. Soyez précis, lucide, courageux; moquez-vous des moqueurs, et… *allez votre train.*

J'ai été mon train le moins mal qu'il m'a été possible, et c'est pour continuer que j'ai franchement abordé le travail qui va suivre.

II. — Ce qui m'a déterminé à entreprendre ce travail.

Dès mes débuts dans la carrière médicale, j'avais été frappé d'une pensée qui ne m'a jamais quitté : la nécessité d'une alliance entre la médecine et la religion.

Oh! n'allez pas croire que je mette la religion sur la même ligne que cette science, si souvent impuissante, que l'on appelle art de guérir; mais je prétends que la médecine double ses forces en s'aidant des pensées religieuses, si puissantes, si consolantes, si manifestement efficaces.

— Vous pleurez, pauvres malades? Vous vous désolez, infortuné blessé? Vous vous débattez contre la mort, malheureux agonisant? Allons, du courage, de la résignation et du calme : toutes vos souffrances vous seront comptées comme expiation de vos fautes, et toutes vos douleurs deviendront des titres de récompense. Chacun de vos maux est la promesse d'une joie à venir !...

Est-ce que vous croyez qu'un tel raisonnement n'est pas plus salutaire qu'un emplâtre, plus efficace qu'une médecine, plus adoucissant qu'un cataplasme? — Vous devez donc en conclure les services énormes que peut rendre la religion à la médecine.

De son côté, la médecine peut être fort utile à la religion : permettez que je vous le démontre.

1.

Voilà un prêtre envoyé dans un village ou dans une petite ville gangrenée par le philosophisme et par ce qu'il y a de plus niais au monde, à mon avis, l'incrédulité; le pasteur arrive au milieu d'un troupeau moralement malade, et c'est bien souvent en répandant des larmes qu'il comprend l'impuissance où il se trouve de garder et de parquer toutes ses brebis.

Le saint ministre du bon Dieu serait certainement mieux reçu parmi les hordes sauvages qu'il ne l'est à son arrivée dans sa paroisse. Il se présente aux autorités : on l'accueille avec une roideur magistrale, une froideur glaciale ou une outrecuidance ridicule.

Il veut faire visite à quelques-uns de ses paroissiens : il est mal reçu ou brutalement éconduit. On le regarde passer dans la rue avec indifférence ou avec moquerie. Tout le monde lui tourne le dos, et les gamins le montrent du doigt. — Courage! toutefois, courage! monsieur le curé, le Sauveur Jésus, votre Maître, avait bien d'autres difficultés à vaincre, bien d'autres montagnes à renverser. — Un des nouveaux paroissiens vient à tomber malade : si l'ecclésiastique se présente tout simplement pour lui témoigner de l'intérêt, on lui ferme la porte au nez; mais s'il arrive avec des conseils médicaux, si même avant d'entrer, après avoir questionné sur la maladie, il indique des remèdes à employer, des moyens bien simples pour combattre le mal, oh! alors tout l'horizon s'éclaircit; plus de tempêtes et plus d'orages.

— C'est un brave monsieur prêtre que notre curé. Il ne vient pas seulement pour nous confesser et nous faire dire des prières; il se connaît en maladies et il nous apprend à les guérir. Déjà il avait montré à faire des cataplasmes à nos voisins; il vient nous apprendre à faire des frictions, des lotions, des embrocations, un tas d'actions enfin qui sont toutes plus bienfaisantes les unes que les autres...

Alors, vous le comprenez, de bonnes relations s'établissent. M. le curé aurait été refusé comme prêtre, il est accueilli et désiré comme bon conseiller, comme excellent garde-malade, comme tiers ou quart de médecin.

Une fois admis dans les familles, le digne pasteur sait y semer de bonnes paroles, y faire germer de saintes vérités, et finit par récolter une moisson de religieuses pratiques.

C'est la pensée qui m'a dominé et conduit depuis le jour où, prenant hardiment la plume, j'ai osé affronter les terribles épreuves de la publicité; c'est le motif qui m'a fait écrire non-seulement des livres et des journaux, mais de petites dissertations populaires et jusqu'à des almanachs! Si le succès est toujours venu encourager mes efforts, c'est que l'on a compris mon but et que j'ai trouvé dans le clergé un appui bien précieux et bien encourageant.

Il était naturel que, trouvant parmi les ecclésiastiques tant d'aides, tant d'amis, tant de propagateurs, je voulusse consacrer à ces messieurs un ouvrage particulier et leur adresser quelques conseils spéciaux.

Je considère le clergé comme le protecteur

providentiel de tous ceux qui se plaignent et qui souffrent, comme le défenseur naturel de tous les faibles, de tous les malheureux. C'est pour cette raison que j'ai voulu l'initier à quelques-unes des manœuvres du grand art de guérir; mais tout en lui apprenant à soigner la santé des autres, il m'a semblé nécessaire de lui apprendre à soigner la sienne : n'ai-je point parlé de la santé des mères dans le même ouvrage où j'ai parlé de la santé des enfants?

Un écueil était là qu'il fallait éviter; une barrière se présentait, et il fallait l'ouvrir.

L'exercice de la médecine, confié à une certaine classe de la société, n'est point permis à tout le monde. De par la loi et la justice, il est défendu de faire le médecin quand on n'a point fait des études spéciales, quand on n'a point en main les autorisations et les diplômes nécessaires; bref, l'exercice illégal de la médecine, dénoncé aux tribunaux, est souvent puni d'amende et de prison!

Or, tout en enseignant au clergé une sorte de

médecine populaire qui puisse l'aider et le populariser lui-même, il ne faudrait point lui faire commettre une action légalement répréhensible et l'exposer à encourir les colères de la justice et bien plus que des désagréments.

En conséquence, **j'ai cherché**, j'ai questionné, j'ai consulté, j'ai discuté, j'ai feuilleté, et fort heureusement j'ai trouvé des limites précises, des autorisations bien claires, des droits incontestables, que je ferai connaître et que j'expliquerai.

Enfin, une troisième raison m'a déterminé à publier ce volume. Personne ne saurait révoquer en doute l'importance des derniers sacrements; mais, comme je le disais dans l'*Art de soigner les malades*, personne n'ignore les craintes et les appréhensions que suscitent ces religieuses pratiques. Les faciliter, les généraliser, les répandre enfin, m'a paru un but digne d'un travailleur dévoué et d'un fervent chrétien. On s'illusionne trop généralement dans le cas malheureux d'une maladie grave; le malade et son entourage se cramponnent instinctivement au moindre sujet d'espérance. Une maladie mortelle ne marche point en empirant toujours, elle a des hauts et des bas. A côté des symptômes les plus alarmants on trouve toujours des signes d'amélioration et des motifs d'espoir. Tant et si bien que la mort arrive souvent au moment où on rêvait guérison et convalescence.

Il appartient au prêtre, au successeur des apôtres, au ministre du Dieu de miséricorde, mais de justice aussi, de détruire toutes ces illusions, d'avertir les malades prêts à partir, et d'enrichir résolûment du trésor des sacrements ces pauvres voyageurs obligés de se mettre en marche pour l'éternité.

C'est pourquoi notre petit livre se trouvera partagé en trois parties distinctes, qui, nous l'espérons, auront chacune leur utilité.

Dans la première partie nous tracerons l'hygiène du prêtre, non-seulement du prêtre exerçant le saint ministère, mais aussi du prêtre s'adonnant aux occupations importantes de l'enseignement, aux fatigants travaux de l'éducation.

Dans la seconde partie nous nous ferons avocat, conseiller légiste : nous indiquerons aux ecclésiastiques les bornes qu'ils ne doivent pas franchir dans l'immense terrain médical ; mais aussi nous établirons les droits qui leur appartiennent ; car, si chaque propriété a son bornage et ses priviléges, elle a ses obligations et ses servitudes. Nous intitulerons cette portion de notre travail le *Prêtre et la médecine.*

Enfin, dans la troisième partie, nous placerons le *prêtre devant l'agonie,* c'est-à-dire que nous indiquerons tous les signes des maladies graves, les symptômes précurseurs de la mort, les avant-courriers du trépas. On a déjà tenté plus d'un ouvrage sur ce sujet ; nous les avons parcourus, étudiés avec grand soin, et nous sommes resté convaincu qu'il n'était point inutile de les recommencer. Trop longs, trop diffus ou trop scientifiques, trop analytiques, trop obscurs et alors à peu près inutiles : tels nous ont apparu les ouvrages en question. Nous voulons prendre un moyen terme : renseigner complétement, mais bourgeoisement ; ne point effrayer nos lecteurs par des nomenclatures trop savantes et par des termes spéciaux, ne point les rebuter non plus par une sécheresse ennuyeuse et par une concision regrettable.

Mais surtout, en initiant le clergé aux signes de la mort, nous voulons laisser de côté les signes ou symptômes qui ne peuvent être bien jugés que par des gens depuis longtemps adonnés à l'étude de la médecine. Nous voulons laisser dans l'ombre certains signes par trop délicats et sur lesquels les gens du monde, c'est-à-dire ceux qui ne sont point médecins, ne peuvent s'arrêter, questionner, interroger sans difficultés, sans imprudence, sans être taxés d'indiscrétion ou sans causer aux malades des inquiétudes dangereuses.

III. — Arrière toute présomption!

Nous connaissons notre faiblesse, nous ne voulons ni nous poser en Aristarque ni trancher du professeur...

Nous traiterons de l'hygiène du prêtre sans nous dresser en pourfendeur hygiéniste! Nous parlerons des droits de la charité à l'exercice d'une certaine médecine toute de bienfaisance, sans déclamer les phrases creuses, mais redondantes, de tous les amateurs d'opposition, sans *aboyer* contre les lois! Enfin, nous décrirons les symptômes précurseurs de la mort, sans avoir la prétention d'indiquer des signes infaillibles, des renseignements absolument incontestables, des règles aussi précises que celles des mathématiques.

Nous avons beaucoup cherché, beaucoup étudié, beaucoup consulté, beaucoup réfléchi, et c'est sans forfanterie, sans outrecuidance, que nous allons tâcher d'en montrer les résultats.

Certes, nous comprenons très-bien qu'un écrivain plus instruit, plus expérimenté, qu'un praticien portant au front l'auréole d'une réputation depuis longtemps acquise traiterait bien mieux que nous toutes ces graves et délicates questions ; mais, comme ces messieurs ne s'en occupent point, nous avons cru devoir suppléer à leur oubli et obvier à leur silence.

J'ai dit à la fin de mon *Cours d'hygiène* que je n'étais que le paraphraseur, le simple truche-man des avis et conseils émis par mon illustre maître, le grand professeur Récamier. Ici encore je ne me présente qu'à titre d'humble cicerone. J'indiquerai de mon mieux les ordinaires recommandations de l'expérience, les sages remarques de la science hygiénique; ce n'est point moi qui parlerai, c'est la nécessité, le droit, la raison.

IV. — Soumission complète aux autorités ecclésiastiques.

On a fait à la publication de ce travail d'assez

nombreuses objections; quelques-uns des ecclésiastiques que j'ai interrogés m'ont dit :

— Prenez-y garde, bon nombre de nos évêques ne voient pas sans inquiétudes les membres du clergé s'occuper de médecine; beaucoup, peut-être, auront peur qu'en indiquant aux prêtres les soins qu'ils doivent avoir de leur santé, les maladies qu'ils ont à craindre, les fautes d'hygiène qu'ils doivent éviter, vous ne refroidissiez le zèle si précieux des pieux ministres de la religion, vous ne suscitiez çà et là des craintes chimériques, des frayeurs malheureuses, des maladies imaginaires...

J'ai travaillé de mon mieux à éviter ces écueils, et d'abord, pour ce qui a rapport à la médecine proprement dite, je suis resté dans les limites du possible, et, comprenant bien qu'il ne s'agissait point de travestir les médecins de l'âme en Esculapes de contrebande, je n'ai enseigné dans mon *Encyclopédie* tout entière que les soins à donner en attendant la venue du médecin, ou la manière de soigner les malades et de bien exécuter les prescriptions du médecin. En fait de maladies, je n'ai guère parlé que des affections chroniques ou constitutionnelles, pour lesquelles on a si rarement recours aux conseils des praticiens, ou bien de ces maladies terribles, foudroyantes, qui réclament des soins pressés, et semblent crier à tous : A l'aide ! à l'œuvre ! Secourez vite !

Et puis, d'ailleurs, n'ai-je point précisé les droits légaux et les limites qu'il ne faut pas franchir ?

Je crois qu'en indiquant au clergé les soins qu'il doit avoir de sa santé, j'ai gardé toutes les précautions nécessaires pour n'étouffer aucun dévouement. — Certes, les martyrs ne prenaient aucun souci de leur existence matérielle, puisqu'ils donnaient courageusement leur vie, puisqu'ils répandaient glorieusement leur sang pour l'amour du divin Sauveur Jésus. Or je sais qu'il est dans ce monde des souffrances et des privations qui, religieusement supportées, deviennent presque aussi méritoires que les tortures si magnanimement acceptées par les saints héros de l'Évangile : je me condamnerais pour toujours au silence si je pouvais penser que mes enseignements sont capables d'amoindrir la résignation religieuse et d'attiédir les saintes ferveurs; mais il n'en peut être ainsi, j'en ai la conviction.

Les dignes princes de l'Église pourront-ils trouver mauvais que je cherche à sauvegarder la santé de leurs pacifiques, mais vaillants soldats? Les militaires ont leurs officiers de santé, les marins ont leurs docteurs; et, comme les ecclésiastiques n'ont rien d'analogue, nous avons voulu, par affection et reconnaissance (j'en ai dit les motifs un peu plus haut), nous déclarer leur médecin.

Au reste, si notre désir d'être utile s'était çà et là fourvoyé, si quelques-uns de nos avis et conseils paraissaient déplacés ou peu convenables, nous les révoquons d'avance, nous nous soumettons complétement aux autorités ecclésiastiques, et c'est en protestant de notre profond respect pour nosseigneurs les archevêques et évêques que nous nous agenouillons humblement; nous implorons, avec notre pardon, leurs paternelles bénédictions.

Dr JULES MASSÉ.

PREMIÈRE PARTIE

HYGIÈNE DU PRÊTRE

AVIS AU CLERGÉ

PREMIÈRE PARTIE

—

HYGIÈNE DU PRÊTRE

—

I. — Le dévouement du curé de campagne.

J'ai fait pendant longtemps un petit cours d'hygiène dans plusieurs des réunions ouvrières de Paris.

C'était un soir de l'été dernier ; malgré le temps séduisant de la saison, malgré les plaisirs trompeurs, mais engageants, de toutes les barrières, mon auditoire était très-compacte. Je fis dans cette séance une leçon sur le dévouement. On m'écoutait l'œil grand ouvert, tous les visages rayonnaient, et il y eut un moment où les applaudissements firent une irruption volcanique. — Voulant donner l'exemple d'un pur et magnanime dévouement, voici les paroles que j'avais adressées à mon auditoire attentif :

« Voyez le curé de campagne : que d'obstacles on apporte souvent à ses paternelles intentions! que de barrières opposées à sa religieuse charité! que de sottises, que de calomnies ont amoncelées contre le digne prêtre tous ces tripoteurs de phrases, tous ces barbouilleurs de papier qui se croient littérateurs! Jusque dans son village, le bon curé trouve, pour le dénigrer, des voltairiens en sabots et des philosophes à vin bleu.

« — Influence de sacristie !

« — Parti clérical !

« — Calotte ambitieuse !

« Pif! paf! on lui jette tout cela à la tête, à tort comme à travers ! Impassible au milieu des plaisanteries, debout devant tous les sarcasmes, le ministre de l'Évangile n'en continue pas moins son œuvre de dévouement, sa mission de bienfaisance et d'inépuisable charité. Aussitôt que l'on se querelle, il accourt pour mettre la paix ; aussitôt que l'on tombe malade, il arrive pour consoler et soulager de son mieux. Il s'en va mendier hardiment aux riches pour ceux de ses paroissiens qui n'ont pas de pain, et bien souvent, bien souvent, — j'en ai des exemples dans la mémoire, — c'est précisément à ceux qui ont voulu lui faire le plus de mal que le bienfaisant curé parvient à faire le plus de bien. »

Si je rappelle ces paroles, si je parle de l'explosion approbatrice avec laquelle elles furent accueillies, c'est pour démontrer la vérité du dévouement sacerdotal. Effectivement, devant les grosses intelligences qui m'écoutent dans ces réunions, on ne réussit que par la sincérité, on n'est applaudi que si l'on a frappé juste. Les masses ont un bon sens extraordinaire, bon sens qui peut servir de pierre de touche à ce qu'on a surnommé, dans ces temps de pléonasme, la *vérité vraie*. Faites de belles phrases, arrondissez toutes vos périodes, prenez un ton

emphatique, mettez-vous en nage à force de gesticuler,
si vous n'êtes pas dans la vérité, votre auditoire reste
froid, et souvent même devient murmurateur ; mais parlez bien ou parlez mal, causez sans prétention comme sans
emphase, pourvu que vous vous mettiez dans le vrai,
vous touchez au cœur de l'assemblée une corde vraiment
sympathique : non-seulement on vous écoute, mais on
vous avale des yeux, et dès que votre pensée est énoncée
tout entière, les signes approbateurs éclatent avec l'in-
stantanéité de l'étincelle électrique.

D'autre part, avant de m'ériger en censeur, avant d'examiner une à une les fautes hygiéniques d'un bon nombre
de curés de campagne, j'ai voulu protester de mon admi-
ration pour le clergé, et prouver que je viens lui parler en
ami.

II. — Un dévouement bien entendu ne défend pas que l'on prenne soin de sa santé.

Certes, je ne veux recommander ni l'insouciance ni la
paresse ; il est des circonstances où le dévouement doit
passer par-dessus toutes les prescriptions hygiéniques. —
Je connais les divines paroles du Seigneur :

— Un bon pasteur doit donner sa vie pour ses brebis.

J'approuve, ah ! j'approuve avec attendrissement les
éloquentes paroles de l'abbé Rhorbacher, dans son *Histoire universelle de l'Église catholique* :

« Des pécheurs se présentent-ils au tribunal du repentir
et de la miséricorde, volez-y, restez-y, s'il le faut, et le jour
et la nuit ; soyez-y père, soyez-y mère : ce sont des âmes
qu'il s'agit d'enfanter de nouveau. Ils ignorent ce qu'ils
devraient savoir: apprenez-le-leur ici et maintenant, avec
douceur, avec charité, sans même qu'ils s'en aperçoivent.
Ils ne sont point encore disposés à ce que la grâce demande

d'eux : c'est à vous de les disposer complétement ; à vous
de leur communiquer de votre surabondance de foi, d'espérance et de charité ; à vous de les pénétrer de ce qui vous
pénètre, à vous de ranimer du feu de votre zèle ces mèches
qui fument encore.

« Dans votre peuple, il en est qui ont faim, il en est
qui ont soif, il en est qui sont nus, il en est qui n'ont point
d'asile, il en est qui languissent sur le grabat ou dans la
prison. Homme de Dieu, homme du peuple, il faut leur
donner à manger, à boire ; il faut les vêtir, les loger ; il
faut les visiter, les consoler. Prêt à leur donner à eux
vous-même, vous leur donnerez avec joie ce qui est à vous.
Votre peuple, vos malheureux, vos pauvres, voilà votre
famille. Vous n'avez plus rien : allez, roi des pauvres, faire
des conquêtes de charité ; les rebuts, les peines, seront
pour vous, la joie sera pour eux. Souvenez-vous de ce
qui a été dit : « Ce que vous aurez fait au plus petit des
« miens, c'est à moi que vous l'aurez fait. »

« Pour vous remettre des fatigues de votre ministère,
vous prenez votre repos ou votre sommeil ; mais on frappe
à votre porte, on vous appelle pour un malade. Il fait
nuit, il pleut, il tonne, c'est très-loin et par des chemins
impraticables ; oui, mais le malade est en danger. Quittez
votre repos, votre sommeil, vous n'êtes point à vous. Ce
malade est attaqué de la peste ; déjà les hommes de plaisir
s'enfuient, il ne vous reste que le peuple avec la contagion
et la famille. Homme de Dieu, homme du peuple, prêt
à mourir pour l'un et pour l'autre, c'est maintenant que
vous allez montrer ce que c'est qu'un prêtre, un pasteur ;
c'est maintenant, fidèle imitateur du Pasteur suprême,
que vous allez vous multiplier vous-même pour subvenir à
tous les besoins spirituels et temporels de vos enfants,
maintenant que vous implorerez plus vivement que jamais
la miséricorde du Père des pauvres, maintenant que vous

ressentirez plus vivement que jamais les misères de tous ceux qui souffrent. »

Certainement, dans les cas d'épidémie, dans les malheurs publics, au milieu de ces pénibles catastrophes qui, tombant comme la grêle et grondant comme l'orage, viennent de temps en temps pour éprouver le genre humain, le bon curé doit être à son poste ; il ne peut reculer devant aucun danger, ni compter aucune fatigue : c'est le conflit, c'est la bataille. En pareille circonstance, les gens de cœur ne connaissent qu'un cri : En avant ! Mais les exceptions n'ont jamais empêché de poser des règles.

Le curé de campagne se doit à ses paroissiens ; sa vie, sa santé, leur appartiennent : eh bien, c'est précisément pour cela qu'il doit se conserver et suivre scrupuleusement les règles d'une sage hygiène. — Vous avez de l'argent à vous, je suppose ; il vous plaît de le jeter par la fenêtre, de le répandre dans de sottes prodigalités : vous en êtes le maître jusqu'à un certain point, puisque l'argent vous appartient ; vous avez le droit de le dépenser sans en rendre compte à personne ; mais vous êtes le dépositaire d'une bourse plus ou moins bien garnie, le caissier d'une vaste société, le trésorier d'une grande œuvre : vous ne pouvez, sans manquer au devoir, contracter de sots engagements, ou prêter les mains à d'inutiles dépenses. — Puisque vous vous devez à vos paroissiens, vous devez vous soigner pour conserver le bien de vos paroissiens le mieux et le plus longtemps possible.

Je dis aux curés de campagne ce que je dis bien souvent aux mères de famille :

— Il faut vous soigner sérieusement, leur dis-je souvent.

— Je n'en ai ni l'envie ni le courage.

— Vous le devez, vous dis-je ! vous le devez surtout pour vos enfants. Croyez-vous que personne pourrait vous remplacer près d'eux si vous veniez à disparaître? Un orphelin qui n'a plus sa mère pour le conduire, pour le retenir quand il tombe, sa mère pour écarter les pierres de son chemin, cet orphelin est exposé à bien des chutes, à de cruelles blessures, au moral comme au physique. Encore une fois, gardez-vous à votre famille, et soignez votre santé pour mieux conserver celle de tous les vôtres.

Eh bien, le curé de campagne est le père spirituel, le guide indispensable, le défenseur nécessaire de tous ses paroissiens.

Je connais le dire d'un bon nombre :

— J'irai tant que je le pourrai. Quand la vie me fera défaut, ce sera la fin des épreuves, et après moi un autre! Le village pourra même y gagner.

— C'est là une modestie doublée de découragement, et c'est une objection à laquelle il importe de répondre avec franchise.

— Après vous un autre! Êtes-vous bien sûr d'abord que le département sera assez riche pour pourvoir immédiatement à votre remplacement? N'existe-t-il pas un bon nombre de communes où il manque un curé, un pasteur? Vous savez bien mieux que moi ce que devient un village sans desservant. Plus de lien entre les habitants, plus d'œuvre charitable possible; la commune n'existe plus que de nom : on dirait le bourg désert. La cloche n'annonce plus l'heure de la prière; elle ne fait plus souvenir des morts. Le conseil municipal est en désarroi; les querelles s'échauffent et s'enveniment, et la population, sans remontrances, sans exhortations, sans retenue, tombe bien vite dans une déplorable corruption. — A qui la faute, s'il vous plaît? Aux passions humaines, c'est vrai! mais aussi à votre absence, monsieur le curé, au peu de soin que vous avez apporté à votre santé, et à la maladie qui en a été la suite.

Cependant je suppose que vous serez remplacé aussitôt que vos forces manquant à votre volonté laisseront votre zèle inutile.

Croyez-vous, dites-moi, qu'un successeur rendra tout de suite les mêmes services que vous auriez rendus vous-même avec une bonne santé?

Il faut qu'il étudie, qu'il tâtonne, qu'il connaisse parfaitement le terrain.

Il a mille petits biais à prendre, de la diplomatie à déployer; il faut qu'il se fasse à la population et que la population se fasse à lui. C'est autant de temps perdu, temps perdu qu'un peu de santé chez vous aurait utilisé, j'en suis sûr.

Au nom du bon Dieu, dont vous êtes le ministre; au nom du ciel, dont vous êtes l'envoyé, le défenseur, le soldat! remplissez votre mission avec zèle; mais pas d'imprudences; prenez au moins pour votre santé le soin qu'un soldat a pour les armes qui peuvent gagner des victoires.

J'ai cru nécessaire de m'appesantir sur ces idées, parce que beaucoup d'ecclésiastiques regardent comme inutiles les soins matériels qu'ordonne l'hygiène. Si j'ai été assez heureux pour les convaincre, je les prie de me suivre jusqu'au bout d'une question de si grande importance.

III. — Un mot sur les antécédents du curé de campagne.

Quand M. Récamier était consulté par un malade, il ne manquait jamais de l'interroger minutieusement sur ce qu'il appelle les antécédents. Non-seulement il demandait le récit des maladies qui ont précédé, mais il lui fallait des détails sur la famille, sur l'enfance, sur les différentes époques de la vie. Nous avons cru que, pour donner aux curés de campagne des conseils dont ils puissent saisir toute la portée, il était urgent d'imiter notre maître et d'analyser aussi leurs antécédents.

IV. — Sa famille, son enfance.

« Le curé de campagne, né presque toujours dans la crèche du peuple, nourri, élevé comme lui, dit M. de Cormenin dans sa petite brochure intitulée : *Entretien du village*, connaît mieux, beaucoup mieux que les grands du monde, les besoins du peuple, ses intérêts, ses faiblesses, ses penchants, ses mœurs, ses préjugés, ses qualités, ses vices, ses vertus. »

Effectivement, le temps est passé où l'on affublait de la soutane un petit cadet de famille qui n'aspirait qu'aux bénéfices, et par la seule raison qu'il avait un frère dans la magistrature, dans la diplomatie ou dans l'armée. Le clergé français est recruté dans les classes bourgeoises, voire même dans la campagne; il est appelé, poussé, décidé, par ce magnanime instinct qu'on appelle vocation. Plus d'intrigues, plus d'abbés musqués, plus de gens à priviléges. Le prêtre qui n'a pas de croix d'argent ou de bronze pour sa modeste église est content de la croix de melchior ou de zinc; il ne dédaigne même pas la croix de bois. N'est-ce pas, comme le disait jadis un évêque à jamais célèbre, n'est-ce pas une croix de bois qui a sauvé le monde?

Je ne veux établir ici ni catégories ni castes. Je n'ai jamais aimé le jargon démocratique; mais j'aime cette phrase de l'illustre Timon : « Né presque toujours dans la crèche du peuple, le curé de campagne connaît mieux le peuple, » etc. Seulement cette vérité m'amène forcément à quelques considérations hygiéniques qui ne sont point hors de propos.

Le curé de campagne est presque toujours l'enfant de

commerçants, de modestes bourgeois, de bons fermiers, de paysans plus ou moins à l'aise. Or il existe dans toutes ces familles certains tempéraments, certains vices constitutionnels qu'il m'importe de signaler.

C'est un rude labeur que celui du commerce; les familles qui l'entreprennent y perdent souvent une partie de leur santé. Les fatigues, les veilles, les préoccupations d'affaires, les transactions délicates, les rentrées difficiles, tout cela forme un pêle-mêle de tortures qui frappent sur les tempéraments les plus robustes comme de gros marteaux sur des enclumes. On affronte tout : l'humidité des magasins, les nuits en voiture, la vie d'auberge, les jours entiers passés dans un comptoir. Sous tant de secousses, l'existence s'use, la vie s'étiole; on ramasse, avec de forts modiques bénéfices, des rhumatismes, des courbatures, des névralgies et du scorbut. — Par une loi toute naturelle, une grande partie de ces indispositions, devenant héréditaires, se reproduisent dans la famille, passent aux enfants, qui recueillent avec le petit héritage paternel ou maternel de graves inconvénients de santé.

Les bourgeois, les petits rentiers, ont à subir d'autres épreuves; leur fortune n'est pas colossale, et, toujours exposée aux flots tumultueux des événements, elle éprouve des secousses qui menacent de la diminuer ou de l'enlever tout entière. Or ces secousses réagissent nécessairement sur les modestes propriétaires qui tiennent, on conçoit, à leur aisance, à leur petit avoir. Alors les inquiétudes, alors les économies forcées, alors un ver rongeur qui détériore et qui mine les santés les plus robustes; quand les enfants surviennent au milieu de ces inquiétudes, leur tempérament, leur existence à venir en éprouve l'inévitable contre-coup.

Enfin, pénétrons dans la chaumière du paysan qui désire, pour son fils, la carrière ecclésiastique, et qui dit, avec emphase, à qui veut l'entendre : Je veux un garçon, *monsieur prêtre* ; je ferai tous les sacrifices nécessaires pour cela.

Examinons :

Il faudrait de l'éducation à l'enfant, d'abord : or la bourse de cuir du bon campagnard n'est pas souvent gorgée d'écus ; pour arriver à joindre les deux bouts dans son modeste ménage, il est contraint de compter les morceaux. On retranche la viande, on se fait scrupule même du morceau de lard, on vit avec des légumes, et, tout en travaillant comme quatre, on se gorge de salade, de fruits verts et de crudités. On affronte la pluie la nuit, les marais, que sais-je ? Que de lambeaux de santé on laisse à travers tant de besogne ! Nécessairement l'enfant qu'on destine au sacerdoce se ressent de l'appauvrissement sanitaire de ses bons et dévoués parents.

Le voilà ! Ou bien dès qu'il marche tout seul on l'utilise, on le fait travailler lui-même : au sortir de l'école, il faut qu'il se prête à tous les travaux de la ferme ; il est malingre, chétif, et, sous prétexte de l'aguerrir, on l'envoie battre à la grange ou mettre en ordre la basse-cour. Ou bien, il est joufflu, épais, lymphatique, et, comme il doit être monsieur prêtre, on ne veut pas l'admettre aux travaux de la campagne, on le laisse dormir dans un coin de la cheminée, on le fait pâlir sur un livre prêté qu'il parcourt déjà sans trop épeler ; il tient les comptes de la maman ou les écritures du papa. Quand il aurait un vrai besoin d'exercice, on le laisse s'étioler dans une vie sédentaire. C'est une faute au moins aussi commune que la faute opposée, et, chose assez bizarre. en général, ce sont les enfants qui ont besoin d'exercice que l'on renferme, et ce sont ceux qui auraient besoin de repos que l'on fatigue pour des travaux manuels au-dessus de leur tempérament. —Je serais vraiment désolé si quelques-unes de mes paroles étaient prises en mauvaise part. Je n'ai pas la prétention de ranger la naissance de tous les curés de campagne dans le petit tableau que je viens d'esquisser. Roturier, peuple moi-même, je ne crois faire injure à personne en lui disant : Vous êtes peut-être peuple comme moi. Enfin, obligé de donner un tableau général, je ne puis m'arrêter qu'à des généralités.

V. — Le petit séminaire.

L'enfant destiné à la prêtrise vient d'atteindre l'âge de raison; il a déjà les premiers éléments du savoir, c'est-à-dire qu'il griffonne assez lisiblement, qu'il lit couramment dans tous les livres, quelquefois même il conjugue passablement le verbe *amo* et comprend *bonus, bona, bonum.* Alors on le met au petit séminaire! Là, pour lui, la vie devient toute nouvelle; il y a des études, des récréations et des classes; on l'astreint à un sommeil et à des repas réguliers. Aussi, je dois le dire, au petit séminaire, en général, la santé se raffermit, le tempérament s'humanise. L'enfant, comme une fleur bien cultivée, prend du développement et de l'éclat. Toutefois il est des exceptions assez nombreuses : l'enfant des champs, transplanté dans la ville, enfermé dans des salles d'étude et dans des dortoirs, souvent trop habités, devient maussade et triste. Il en est de lui comme de ces habitants d'Afrique qu'on n'a jamais pu acclimater dans notre pays. Comme l'enfant n'est pas bien portant, il travaille mal; on le gronde, il a de mauvaises notes; ses parents, avertis, viennent le morigéner; le pauvre petit fait mille efforts, il arrive à donner sa copie à temps, à mâchonner ses leçons d'une façon passable, à ne pas faire trop de contre-sens dans ses explications. Oui; mais la nature bâillonnée ne dit plus rien, le développement physique s'arrête, l'intelligence, mal servie par des organes qui sont en retard, devient lourde et paresseuse; et, plus l'enfant rencontre de difficultés, plus il accumule d'efforts, plus il augmente sa contention d'esprit. C'est un garçon un peu épais, dit le professeur, mais il pioche, il s'acharne, il travaille, on en fera quelque chose un jour. Hélas! on ne s'aperçoit pas que le pauvre garçon se tue, qu'il a plus de courage que de résistance, et, à force de chauffer la machine intellectuelle, il finit souvent par la faire éclater, c'est-à-dire par se rendre incapable de rien faire. D'autres fois le cerveau, sans cesse soumis à une sorte de coction, se boursoufle, se cuit, se dénature : j'ai vu de ces pauvres jeunes gens devenir épileptiques et presque crétins.

Je ne saurais trop engager les parents et les professeurs à ne pas pousser exagérément les enfants maladifs; une fois surfatigués, ces enfants deviennent incapables et tombent, d'une certaine manière, dans le piteux état d'un cheval fourbu : il faut attendre patiemment que la bête soit bien formée avant de stimuler son ardeur. Il faut savoir, chez un séminariste prétendu paresseux, examiner si ce n'est point la faute de son organisme; en toutes choses, on doit craindre les erreurs et les fausses apparences. Élevé moi-même dans une pension tenue par des ecclésiastiques, j'y ai connu des jeunes gens qui passaient pour de pauvres sires; sans cesse les derniers dans leur classe, ils semblaient devoir n'aboutir à rien de bon; nos maîtres, fort expérimentés dans cette matière, se contentaient de paternelles exhortations ou d'officiels avertissements. Ces enfants, une fois des hommes, sont devenus d'excellents sujets; j'en sais même dont le dévouement et l'éloquence ont produit des fruits précieux. Que n'auraient-on pas à se reprocher si on les avait abrutis par des réprimandes trop sévères, par des punitions humiliantes ou par d'insipides rebuts?

Afin qu'on ne me croie pas l'avocat des paresseux, je déclare bien vite que la paresse organique et pardonnable est une maladie, une exception.

VI. — Le grand séminaire.

Généralement le jeune homme qui se destine au sacerdoce entre au grand séminaire pourvu d'une assez bonne santé; mais bien souvent il en sort dans un état nerveux déplorable, voire même avec une santé chancelante.

Deux ou trois mois avant son installation au grand séminaire, il n'était encore qu'un écolier, un aspirant au baccalauréat, un grand partisan de la balle et du jeu de barre. Pendant les vacances, après la conquête du noble titre de bachelier, il s'est trouvé glorieux et fort; content d'avoir atteint un but, il a eu vite oublié les fatigues de ses études. Il a fait de bonnes et de longues promenades, il a pris part à nombre de fêtes de famille ou d'amis; il a joué comme un véritable enfant, il a ri comme le plaisir en personne. Mais, une fois entré au grand séminaire, il devient grave, sérieux, plein de retenue : il porte la soutane, — la noble livrée du Seigneur; il touche en quelque sorte au seuil de la prêtrise. Les gens du monde l'appellent Monsieur l'abbé, et les gamins qui lui demandent des images, ou les mendiants qui lui quêtent un sou, l'appellent déjà Monsieur le curé; on conçoit qu'il ne puisse plus jouer ni gambader comme un espiègle. Et puis les études théologiques sont attachantes, minutieuses, difficiles; elles exigent une attention considérable et préoccupent d'une façon singulière.

Enfin, dès qu'on est au grand séminaire, il faut, pour s'exercer à la prédication, commencer à parler en public, s'adonner aux exercices du catéchiste; non-seulement il faut apprendre pour soi, mais il faut apprendre aux autres.

Peu à peu surviennent les émotions du grand pas à faire; il s'agit d'être consacré sous-diacre. Alors les réflexions, la méditation, le plus religieux examen; mais, quand on est poussé par une vocation réelle, on court au sous-diaconat comme le soldat à l'épaulette. Bientôt après il est nommé diacre, et finit par le triomphe consolateur de *la première messe*. On est prêtre du Très-Haut, disciple du sauveur du monde; on est appelé à redire, à rappeler, à représenter chaque jour l'admirable sacrifice du Fils de Dieu.

Certes, la tâche est belle, la mission glorieuse, la vocation est satisfaite. Tout prêtre, une fois sacré, doit être radieux et plein d'ardeur.

Hélas! hélas! l'ardeur, le zèle, ne lui manquent pas! mais les forces! Combien d'ecclésiastiques, au sortir du grand séminaire, se trouvent épuisés et sans résistance physique!

A quoi cela tient-il? A deux raisons. D'une part, aux exagérations religieuses, à ce qu'on appelle scrupule ou pusillanimité : or ce chapitre-là est du ressort d'un confesseur; mais la seconde raison est le manque d'exercice physique, et cette raison-là me regarde tout à fait.

Les études du grand séminaire sont entremêlées de récréations; mais peu de séminaristes profitent réellement de ces heures de repos. Un petit nombre se promènent, et de ceux-là beaucoup se promènent mal. Ils marchent à petit pas, tantôt en avant, tantôt en arrière, quand il leur faudrait un pas accentué, presque gymnastique. De plus, pendant les récréations, on travaille encore, on discute, on médite, on apprend même, et alors l'intelligence reste en ébullition, le système nerveux se détraque, et comme un arc qu'on laisserait toujours tendu, le jeune homme, qui travaille sans interruption et sans distraction, un jour, des semaines et des mois entiers, finit par y perdre la plus ro-

buste santé. Autant que personne, je respecte la robe vénérée
du sacerdoce. Je conçois qu'une fois revêtu de ce religieux
uniforme, un jeune homme ne puisse plus faire ni des
espiègleries, ni des enfantillages. Je ne conseillerai jamais
aux élèves des grands séminaires de sauter à la corde ou
de jouer au cerceau ; mais, au nom de l'hygiène, je demande pendant les récréations un suffisant exercice, des
promenades à grands pas et un repos complet d'esprit.

VII. — La première année du ministère.

Le temps est clair, vif et limpide ; le soleil, resplendis-
sant, darde sur les toits de brique ou de chaume ses
rayons d'or et sa douce chaleur de printemps ; le vent
murmure dans les arbres, les oiseaux crient sous la feuil-
lée ; deux ou trois gros chiens de basse-cour aboient à qui
mieux mieux.

Sur la poussière de la route qui forme la grande rue du
village, quatre à cinq commères, au costume de ferme,
discutent en se disputant.

— Je vous dis qu'il a trente ans.

— Laissez-moi donc, il n'en a pas plus de vingt-cinq.

— Il ressemble au maître d'école.

— Moi, je vous dis qu'il a des faux airs du fils à
Simon.

— Le mobilier n'était pas cossu, toujours.

— Est-ce que tout est là, voyons ? Le reste viendra par
la voiture, un jour ou l'autre.

— C'est un homme qui a l'air comme il faut.

— Bah ! les curés, ça fait toujours les bons apôtres.

Tout ce colloque est provoqué par l'arrivée d'un ecclésiastique inconnu, nommé desservant du village, et qui
vient d'arriver dans le pays. Deux ou trois caisses, une
malle de bois, souvent fermée à l'aide de ficelles, un véhi-

cule de campagne, un conducteur en blouse, un prêtre un peu timide, bien empaqueté dans sa houppelande, voilà l'homme et son cortége, voilà l'entrée modeste et assez émouvante du jeune ministre de Dieu.

Il descend d'abord chez M. le maire; on lui donne les clefs du presbytère. Il s'y rend accompagné du maître d'école ou d'un personnage attaché au service des autorités de l'endroit. L'installation matérielle se fait sans cérémonie, sans éclat, avec tous les ennuis d'un emménagement de campagne. L'installation à l'église a lieu peu de jours après, un peu plus majestueusement : la cloche s'agite dans sa prison d'ardoise; le suisse revêt son habit de grandes fêtes; les chantres et les enfants de chœur sont à leur poste; un délégué de l'évêché préside à la prise de possession; le maire ou son adjoint daignent l'honorer de leur présence, souvent ils ne sont pas mécontents de trouver une occasion de plus de déployer l'écharpe officielle; une grande partie du village, moitié par curiosité, moitié par religion, accourt à l'église pour faire connaissance avec le nouveau curé.

A la manière dont il marche, à la façon dont il parle, à la voix qu'il déploie en chantant, on juge, fort ridiculement sans doute; mais enfin on se permet de juger si le pasteur sera agréable et bon.

C'est fini, l'ecclésiastique est désormais chez lui; il a charge d'âmes dans toute sa nouvelle paroisse; — pour lui les épreuves et les fatigues vont commencer!

Nous supposons le prêtre à ses débuts dans la carrière sacerdotale; il est sorti tout récemment du grand séminaire. Son évêque l'a nommé desservant de telle commune, et, docile à l'autorité diocésaine, il vient de se rendre à son poste, plein de zèle, plein d'ardeur, animé des plus honorables intentions. Mais j'ai mentionné les résultats et les inconvénients hygiéniques du grand séminaire. Le nouveau curé arrive déjà excessivement fatigué au physique et trop peu fait encore aux secousses morales du ministère sacerdotal.

Je le sais, la bonne volonté quintuple les forces; le désir de faire le bien donne une incroyable énergie; mais examinons minutieusement et pesons bien. Et d'abord, du grand séminaire, où il n'a presque pas pris d'exercice, le prêtre est jeté dans un village, où il est contraint, les premiers temps surtout, de rester sur ses jambes du matin au soir; raison de plus, vous le comprenez, pour que la transition soit moins brusque, pour que cette vie nouvelle et nécessaire soit bien supportée, de profiter des récréations du séminaire, et de soigner un peu la *bête*, comme disait M. de Maistre, en même temps qu'on instruit l'esprit.

En second lieu, l'ecclésiastique, pendant son séjour au séminaire, était astreint à des repas faits à heures fixes. A la campagne, emporté par son zèle, il oublie l'heure; le fricot prend à la casserole; il désole sa cuisinière; et il tombe trop souvent dans une irrégularité de régime qui lui devient pernicieuse.

En troisième lieu, le jeune prêtre, nommé tout d'un coup curé desservant, se fait un monstre de ce qu'on appelle exigences du monde; il arrive avec cette timidité déplorable qui enchaîne l'intelligence et qui annihile les plus grands moyens. Une fois prêtre, il faut savoir fouler aux pieds la crainte ridicule du qu'en-dira-t-on. Je ne conseillerai jamais l'arrogance, mais je repousse la pusillanimité. Vous êtes un homme, après tout, monsieur le curé, tout autant que le fermier goguenard qui vous fait rougir, tout autant que les incrédules qui glosent contre vous au cabaret; non, vous n'êtes point seulement un homme, vous êtes le ministre de Dieu, et, avec un pareil titre, vous avez le droit d'être aussi fier qu'un ambassadeur!— Laissez-moi vous le dire tout bas, la timidité vient assez souvent d'un petit défaut qu'on appelle amour-propre ; on a peur que l'on dise : Tiens, comme il est gauche ! tiens, comme il est drôle ! Mais ce n'est pas bien fort un homme comme cela.

Pas bien fort ! Ah ! la consécration de votre évêque a soufflé sur vous la force par excellence. — Vous êtes prêtre ! vous voulez faire du bien ! vous ne devez avoir peur que de Dieu !...

VIII. — Peines morales.

Le jeune prêtre qui arrive pour desservir une commune est comme les guerriers qui descendaient en champ clos ! Partout des adversaires, des obstacles ; chaque jour des agressions, une bataille morale ; c'est le cachet de la religion, c'est la preuve d'une mission sainte ; sa foi s'épure à travers les épreuves, comme les métaux au creuset du fondeur. La religion a soif de victoires ; elle se nourrit de conquêtes. Le Sauveur du monde n'a-t-il pas traversé lui-même toutes les calamités d'ici-bas !

Non ! je ne veux pas faire notre époque meilleure qu'elle ne l'est en réalité ; le dix-neuvième siècle est le frère cadet du dix-huitième, et Dieu sait combien le dix-huitième siècle a semé de sottises et d'impiétés ! Une école de singes, qui se disait école philosophique ; un tas de sauteurs, qui faisaient des grimaces sous prétexte de faire de l'esprit ; l'incrédulité en personne, déguisée, multipliée, habillée d'habits brodés ou de robes de satin, a bavé sur nos saintes croyances ; le sarcasme et la calomnie des grands seigneurs sont allés chez la bourgeoisie, de la bourgeoisie ils se sont glissés dans le village, en sorte que de tous côtés, aujourd'hui, on entend des imbéciles traiter de bigots ceux qui font le simple signe de la croix !

Quand un jeune curé s'aperçoit qu'il est chargé de paroissiens incrédules ; quand il rencontre à chaque chaumière des âmes déviées, des intelligences réfractaires à ses paternels avertissements, oh! alors, je le conçois, il éprouve le même désespoir que ces parents chrétiens qui voient leurs enfants tourner à gauche et commettre des fautes déplorables. Mais il ne faut pas qu'il se décourage pour cela, il ne faut pas qu'il se croie coupable de toutes les vilenies de sa commune ; qu'il sème sans découragement, qu'il cultive sans désespoir, et le bon Dieu, pour lequel il travaille, le ciel qui bénit et récompense les hommes de bonne volonté, fera un jour fructifier ses efforts.

Lorsque Jésus-Christ envoya ses apôtres à travers le monde et les chargea d'évangéliser les nations, est-ce qu'il leur intima l'ordre de convertir toutes les populations du premier coup ? Lorsqu'un évêque envoie un ecclésiastique pour desservir, pour évangéliser un village, il sait fort bien qu'il ne l'envoie pas dans une société de saints. Donc, le bon curé ne doit pas se mettre à l'envers parce que son église est déserte, parce que la morale de ses paroissiens est relâchée, parce que, tout d'abord, on ne fréquente pas le sacrement de la pénitence ; de l'adresse, de la persévérance, du courage surtout: le découragement est une véritable maladie morale qu'il faut craindre et combattre par tous les moyens.

Rappelez-vous-le bien, chers lecteurs, quand François Xavier s'en allait par delà l'Océan gagner des âmes à Dieu, jusque chez des peuplades d'anthropophages, il n'était pas toujours bien accueilli. A force de zèle et de patience, en prêchant et reprêchant sans cesse, en soignant et consolant les malades, en catéchisant, la croix à la main, les hommes, les femmes et les enfants, il est arrivé aux plus merveilleuses victoires, aux plus consolantes conquêtes.

Faites comme lui, monsieur le curé. Vous avez beaucoup d'incrédules dans votre commune, ne vous en effrayez pas; ce sont des batailles à gagner, soit; mais vous savez toute la joie du ciel pour un seul pécheur qui se convertit.

IX. — L'autorité municipale.

Parmi les fatigues morales qui usent si vite la santé d'un curé de campagne, il en est une que je dois spécialement signaler. Trop souvent, entre le presbytère et la mairie, il s'établit un antagonisme qu'il faut tâcher d'éviter. Je ne veux de la part du curé ni flagornerie, ni bassesse, je demande un peu de tact, voire même un peu de diplomatie. L'administration d'un village représente en miniature l'administration d'une nation entière. — Une nation est forcément soumise à deux autorités : l'autorité spirituelle et l'autorité temporelle. C'est la conséquence de la dualité humaine; c'est en quelque sorte la représentation de l'esprit et du corps. Les attributions de l'intelligence ne sont pas celles des organes matériels; mais les unes et les autres s'enchevêtrent, se corroborent, se complètent. L'intelligence qui veut trop agir annihile le corps et cause souvent les plus graves désordres. Le corps qui sacrifie tout à lui-même finit par tuer l'esprit, et le résultat final est toujours une séparation forcée, une catastrophe mutuelle, une mort simultanée. Les deux pouvoirs, en se combattant, s'usent et se tuent souvent l'un et l'autre.

En conséquence, je recommande au curé de campagne de ménager le plus possible les autorités municipales et de vivre en bonne intelligence avec elles. Si les autorités le taquinent, le tracassent, qu'il oppose à toutes ces taquineries la force d'âme et la mansuétude d'un vrai ministre de l'Évangile; si on le calomnie, si on le dénigre, qu'il ne s'en chagrine pas, et qu'il se rappelle cette vieille devise chevaleresque : Fais ce que dois, advienne que pourra.

X. — Les fatigues intellectuelles et physiques.

Trop souvent, une fois installé dans sa paroisse, le prêtre y continue les fatigues intellectuelles des années antérieures; il n'a plus là son directeur, et il s'attache et se cramponne aux règlements du grand séminaire.

A cinq heures du matin, se lever, été comme hiver; puis la prière, l'oraison, le bréviaire, la messe, et comme il n'y a plus ni classe ni études fixes, il s'enferme pour écrire ou pour apprendre; il ne prend d'exercice et de distraction que par occasion, quand il faut rendre une visite obligée, ou quand il faut aller consoler un malade. Eh bien, c'est un mal; une conduite qui mène tout droit à la série des maladies chroniques qui accablent un si grand nombre d'ecclésiastiques. Qui ne serait frappé du nombre de jeunes prêtres chez lesquels un visage pâle, amaigri, une poitrine resserrée, des yeux caves et usés accusent une santé défaillante, et semblent destinés à paralyser l'ardeur d'un premier zèle et les efforts du dévouement sacerdotal.

Je n'ai pas voulu trop récriminer contre les grands séminaires, parce qu'enfin au grand séminaire on suit un règlement discuté, arrêté par l'autorité ecclésiastique; or, à moi, pauvre laïque, il ne m'appartient pas d'admonester les hommes que je respecte et dont je vénère le caractère. Un jour viendra peut-être ou j'aurai plus de hardiesse. Que le ciel daigne m'aider par un peu de réputation, et les règles hygiéniques à la main, j'oserais demander bien respectueusement, sans doute, mais bien franchement aussi, la révision de certaines règles du grand séminaire qui minent et détruisent la santé de notre jeune clergé. Pour le moment, je prêche l'obéissance; mais je dis qu'une fois maître de ses actions, le prêtre doit savoir, par un exercice physique raisonnable, par un régime alimentaire suffisamment réparateur, soutenir ses forces matérielles, afin de garder toute son énergie intellectuelle. Donc, point d'études exagérées. Je sais bien qu'il y a chaque semaine un prône à écrire et à apprendre, le catéchisme à préparer et à faire. Il faut des sermons courts; l'attention des paysans est de plus courte durée encore que l'attention des gens instruits. Or je tiens de M. de Cormenin, qui a minutieusement étudié toutes ces questions, qu'on ne trouve presque nulle part une attention générale et soutenue pendant plus de quinze à vingt minutes. Quant au catéchisme, je conseille d'y aller simplement, bonnement, sans presque aucune préparation. On s'explique bien plus clairement quand on parle avec son cœur que lorsqu'on recherche toutes les minuties de l'argumentation, et en comptant sur la puissance de la parole de Dieu.

Point de méditations trop longues. Chaque curé est un des soldats du Seigneur, et les soldats doivent aller à l'exercice. Je sais bien que la prière est l'exercice en quelque sorte du curé de campagne; mais quand il neige, quand il pleut, on laisse le soldat à sa caserne. Pourquoi? Parce que l'on a soin de sa santé. Le prêtre doit, lui aussi, soigner sa santé pour mieux servir son divin Maître, et surtout pour le servir le plus longtemps possible. La religion ne nous enseigne-t-elle pas que l'on peut prier de toutes les manières, et n'est-ce point elle qui a formulé cette maxime, dont les indifférents ont abusé :

— Qui travaille prie.

Le travail du curé, c'est de visiter les paroissiens; c'est d'arrêter et d'arranger les querelles. Une heure de méditation ne vaut pas plus qu'une heure de conversation avec un incrédule secrètement disposé à revenir à Dieu. Le travail du prêtre desservant, c'est précisément les soins matériels qu'il doit donner à sa santé.

D'autres fois, d'un excès on tombe dans un autre. On

est resté trois, quatre, cinq jours sans sortir; pendant qua-
rante-huit, quatre-vingt-seize heures, on n'a pas donné
trois heures à l'exercice physique. Tout d'un coup, on va,
on vient, on marche, on court, on ne s'arrête plus de toute
la journée. Il y avait des visites officielles à faire, des paroissiens à aborder, des malades à consoler, on a voulu tout
faire dans une même journée. Aussi le soir on rentre mal à
l'aise; on est si fatigué que l'on n'a plus faim ; l'appétit est
resté en chemin; on dîne ou plutôt on soupe à peine, on
dort mal; dès le lendemain on éprouve des tiraillements
d'estomac, et l'on s'écrie piteusement :

— Je ne vaux pas deux sous, je n'ai pas pour deux
liards de résistance. J'ai fait trois à quatre lieues en douze
heures, et je suis fourbu comme un cheval surmené.

Mauvais raisonnements! réflexions inutiles! puisqu'on
n'en tire aucune conséquence.

— Qui veut voyager loin ménage sa monture, dit un
vieux proverbe.

Votre monture, monsieur le curé, la plupart du temps,
c'est votre corps même. Vous n'avez d'autre véhicule que
vos deux jambes, d'autre moyen de tout supporter qu'une
santé robuste. Ménagez-la donc, cette santé ; ne dépensez
point en un jour plus de forces physiques que vous n'en
acquerrez dans toute une semaine. A chaque journée sa
peine et son mal : entre chaque travail intellectuel, un peu
d'exercice physique, un peu de récréation.

Le travail intellectuel a un effet concentrateur que tout
le monde doit avoir éprouvé. Le travail, l'exercice physique, au contraire, produit un effet expansif qui combat
avantageusement toutes les fatigues du premier. Il faut
que l'étude et la prière soient entremêlées de promenades
et de distractions, autrement on aboutit à cette déplorable
catastrophe que l'on appelle maladie.

XI. — Conséquences.

J'ai vingt-sept ans, m'écrit un bon curé de campagne, et je suis déjà plus faible qu'un vieillard : je mange peu, je digère mal, le moindre travail intellectuel me met à bout.

J'ai trente ans, me dit un autre, et je suis contraint de renoncer à toute prédication. Dès que je veux parler en public, ma gorge se sèche, ma voix s'éteint; pendant plusieurs jours de suite je suis pris d'une soif inextinguible et d'un agacement général qui s'oppose à la moindre application.

— Moi, raconte un troisième, je ne puis rien manger, rien digérer sans des douleurs insupportables. Plus d'appétit. Une salive épaisse dans la bouche, une langue qui me brûle et qui se fend. Si je mange un peu, c'est par raison, par réflexion, uniquement parce que je comprends qu'il faut un peu manger pour vivre. Marcher pour moi est un pénible travail, et chaque morceau qui me descend dans l'estomac produit dans tout le conduit digestif l'effet d'un charbon sur la peau. Arrivés dans l'organe central de la digestion, les aliments me semblent de plomb ; le travail digestif est accompagné de bâillements, de tiraillements, d'une crispation qui m'irrite et me décourage; je maigris tous les jours, et je n'ai plus de goût à rien.

Un quatrième accuse des douleurs de tête ; incessantes douleurs qui amènent le feu au visage, qui s'accompagnent souvent d'étourdissements, d'éblouissements, de tortures névralgiques.

Un cinquième mange avec appétit, dort longtemps et lourdement, écrit, lit ou apprend avec une encourageante facilité; mais il sent quelquefois les jambes qui chancellent, le ventre fonctionne mal, et la sécrétion urinaire ne se fait pas bien.

Un sixième a mal au foie et prend une jaunisse à la moindre commotion.

Un septième a des palpitations de cœur, de l'anxiété quand il respire, et il étouffe dès qu'il est contrarié.

Celui-ci a des syncopes.

Celui-là ne voit presque plus clair.

Tout cela est la conséquence des fatigues exagérées dont j'ai fait l'énumération ; tout cela, la plupart du temps, est l'effet d'un système nerveux détraqué ; tout cela peut se résumer en quatre mots : appauvrissement vital, sur-impressionnabilité nerveuse.

XII. — Si la cause est la même, pourquoi tant de variétés dans les maladies ?

Les ecclésiastiques, qui connaissent mieux que personne la conscience humaine, qui font de la morale une étude approfondie, savent parfaitement que chez tout individu il existe un défaut capital que l'on appelle le défaut dominant ; c'est par ce défaut que tant de gens pèchent et se perdent ; mais je n'ai point de sermon à faire, il ne m'appartient pas à moi de m'appesantir là-dessus.

Eh bien, il existe au physique quelque chose d'analogue, chaque homme a dans toute son organisation un organe plus faible, ou, si vous comprenez mieux, plus impressionnable que les autres. Chez l'un, c'est la tête ; chez l'autre, c'est l'estomac ; chez son voisin, c'est le centre de la circulation sanguine, le cœur, etc. Or, toutes les fois qu'un homme subit une commotion générale, cette commotion retentit plus violemment sur l'organe le plus faible ou le plus impressionnable de l'individu.

La chose est facile à comprendre, ce me semble. Qu'une

même famille, composée de quatre ou cinq enfants, fasse une route de deux lieues, je suppose, l'enfant le plus faible de toute la petite troupe sera nécessairement le plus fatigué.

Prenez un sac de baudruche ou de papier, soufflez-les, gonflez-les, et gonflez-les assez fort pour qu'ils éclatent : la pression de l'air introduit sera la même pour toutes les parois du sac, il n'y aura pourtant qu'un seul point qui s'ouvrira, et ce point, ce sera le plus impressionnable, le plus faible.

Je ne sais si je m'explique assez catégoriquement ; mais si vous m'avez compris, vous concevrez parfaitement comment une même cause de maladie peut produire sur deux personnes différentes deux maladies qui ne se ressemblent pas.

Les maladies ne se ressemblent pas ; mais, comme elles ont une même cause, elles exigent le même traitement, ce qui me permettra d'indiquer pour tous les curés de campagne valétudinaires un plan de conduite général.

XIII. — Les exceptions.

Les fatigues du séminaire, les fatigues des premières années du ministère, les fautes hygiéniques des curés desservants, sont, dans le plus grand nombre des cas, les causes déterminantes des affections qui tombent sur nos bons curés de campagne. — Presque toutes les maladies chroniques de ces messieurs sont nerveuses : c'est l'opinion de M. Récamier et la mienne.

Cependant je ne veux point que l'on me prenne pour un médecin systématique. J'ai toujours ri de ces étranges praticiens qui, s'armant d'un système unique, et, semblables à ce bon Procuste qui accommodait toutes les tailles à un seul et même lit (fort désagréable, dit-on), veulent ramener toutes les maladies à la même cause, et âtissent pour toutes les affections une seule et même octrine.

Je sais fort bien qu'outre les fatigues nerveuses il peut xister chez tous les curés, comme chez tous les autres ommes, une de ces causes de maladies que nous appelons onstitutionnelles, parce qu'elles s'incarnent en quelque orte dans chaque sujet, et donnent un cachet particulier leur constitution. Il peut y avoir chez les curés de cam-agne mal portants un vice goutteux, un vice dartreux, n vice rhumatismal, etc., d'autant mieux que tous ces ices sont héréditaires, c'est-à-dire qu'ils se transmettent es parents aux enfants.

Je les mentionne, je les rappelle, mais je ne m'en occu-crai point dans ce travail ; je ne puis envisager la question ue sous ce point de vue général, et les vices constitution-els engendrent des cas particuliers, des exceptions.

XIV. — Applications.

Nous l'avons dit en commençant, nous avons voulu, ans ce petit travail, non-seulement exposer les maximes, ransmettre les avis ordinaires de M. le professeur Réca-nier, mais nous avons tenu à suivre sa méthode.

M. Récamier n'était point un de ces praticiens à la vapeur, qui *battent monnaie*, suivant l'expression de l'un d'entre ux, c'est-à-dire qui expédient en quelques heures dix, ingt, trente consultations. Ces messieurs vous écoutent vec une sorte d'impatience ; ils vous palpent, vous exa-ninent tant bien que mal, et, saisissant bien vite la plume our conclure, ils griffonnent cinq, huit, dix petits con-seils peu compromettants. — Voilà, monsieur ! Le malade se retire plein d'espérance. Il a une consultation de M. le professeur un tel dans sa poche !

Les affaires de santé exigent bien l'attention que l'on

apporte aux affaires d'intérêt, aux discussions de propriétés et de fortune. Quand un avocat veut donner une consultation sur un procès, quand un magistrat veut prononcer dans un débat avec connaissance de cause, l'un et l'autre étudient l'affaire, compulsent les papiers, pèsent tous les renseignements. M. Récamier en agissait de la sorte pour ses consultations médicales. Les clients foisonnaient et attendaient, les malades s'accumulaient dans le salon de réception, peu lui importait. Aux impatients il répondait flegmatiquement que l'on ne saurait faire deux choses à la fois.

Il interrogeait minutieusement ; il enregistrait tous les renseignements donnés ; à ces renseignements de malades, il joignait les avis médicaux, les consultations antérieures, le compte rendu fourni par le médecin ordinaire. Tout cela formait un dossier qu'il étudiait quand il était seul, une série de faits sur lesquels il prenait le temps de réfléchir, et, quelques jours après, il analysait, il raisonnait, il discutait ; en un mot, il traçait une consultation vraiment digne de ce titre.

La plupart de ses consultations étaient divisées en trois parties, comme un raisonnement logique, comme une argumentation philosophique : majeure, mineure, conclusion.

1° La consultation résume les *faits* relatifs à la santé de la personne qui consulte. Ces faits sont énoncés brièvement, rangés comme des soldats en revue, classés dans leur ordre chonologique ;

2° A la suite des faits, le praticien donne son appréciation personnelle. Il fait ressortir la valeur de ces faits par quelques *remarques* médicales, par quelques axiomes scientifiques ;

3° Enfin, comme conclusion, comme conséquence, vient la série des conseils et des indications. l'esquisse du *plan de conduite* à suivre pour combattre l'état maladif qui est en cause.

Comprenez-vous la différence de cette manière de faire avec celle de nos sabreurs, qui brassent les consultations, tant à l'heure, tant à la journée ! — Passons.

Nous avons tâché d'imiter notre maître ; nous avons analysé tous les antécédents du curé de campagne ; nous avons mentionné :

— Les travaux énervants de ses parents ;

— Les fautes hygiéniques de sa première enfance ;

— La vie du petit séminaire ;

— Les fatigues des études théologiques, les émotions morales et les exagérations intellectuelles de l'ecclésiastique qui se prépare à l'ordination ;

— Les peines inhérentes aux premières années du saint ministère ;

— Les résultats d'un régime alimentaire insuffisant ou irrégulier ; et nous sommes arrivés à cette conclusion, que, sauf quelques exceptions de vices constitutionnels ou de tempéraments particuliers, la plupart des maladies de nos curés de campagne sont la conséquence d'un système nerveux fatigué, et que presque toutes trouvent leur explication dans cette déplorable étiquette :

— *Sur-impressionnabilité nerveuse causée par un appauvrissement vital.*

Avant de passer à la série des conseils, il est indispensable de consigner ici quelques remarques générales.

XV. — Première remarque : les ressemblances de tempéraments.

Personne ne saurait nier qu'il existe le plus souvent entre les parents et les enfants une ressemblance de physionomie, une similitude de visage : la vérité, à ce sujet, est journellement constatée.

Les enfants qui ne ressemblent en rien à leurs parents
font en quelque sorte exception. Bien entendu il ne s'agit
pas ici d'une ressemblance trait pour trait, il s'agit de cet
air de famille, de ce cachet spécial, de ce je ne sais quoi
qui fait reconnaître à première vue, et fait dire presque
toujours : — Ah! voilà le fils ; ou bien : Voilà les enfants
de monsieur et de madame tels.

Parfois, pris séparément, chacune des parties du visage
est différente de celles des parents. Ainsi, le front de l'enfant est plus haut, son nez est plus petit, ses yeux sont
moins ouverts, sa bouche est plus mince, ses joues sont
rondes au lieu d'être longues, et malgré tout cela il existe
dans sa physionomie, dans sa façon de regarder, dans l'attitude de sa tête, dans tout l'ensemble de ses traits, une
ressemblance de famille incontestable.

Eh bien, de même qu'il existe des ressemblances extérieures entre les parents et les enfants, il existe des ressemblances intérieures ou physiologiques, c'est-à-dire des
ressemblances dans le tempérament, dans les dispositions
à telle ou telle maladie, en un mot, des rapports de constitution.

Si les parents sont énervés par des préoccupations d'intérêt, par les fatigues commerciales, l'enfant est nécessairement impressionnable et énervé; si les parents sont sanguins ou bilieux, l'enfant est sanguin ou bilieux d'ordinaire.

Il est d'autant plus important d'être prévenu de ces
ressemblances intérieures, qu'elles sont assez souvent masquées, déguisées, par des formes vraiment trompeuses. Par
exemple, un embonpoint notable peut cacher un tempérament nerveux, de même qu'un visage coloré, au lieu de
servir d'enseigne aux tempéraments sanguins, dissimule
souvent une pauvreté dans le sang.

XVI. — Deuxième remarque : le genre de vie, les habitudes hygiéniques modifient les tempéraments.

On peut être sanguin de naissance et devenir nerveux et décoloré par la suite, de même qu'un riche peut se ruiner et qu'un homme intelligent peut s'abrutir.

Nous étudierons, aux chapitres de l'anatomie et de la physiologie, la circulation et les organes qui l'exécutent, les nerfs et les curieux mystères de la sensibilité; mais, dès aujourd'hui, je dois faire remarquer que l'homme vivant est, en quelque sorte, mis en mouvement par deux forces générales, celle du sang et celle du système nerveux.

Pourquoi mangeons-nous, pourquoi respirons-nous? Pour réparer, pour faire du sang. Pourquoi dormons-nous? Pour détendre les nerfs, qui, présidant, concourant à tous les actes de la vie, finissent par avoir besoin de repos.

L'action du sang et l'action nerveuse s'enchevêtrent, se corroborent, se prêtent un mutuel appui. Le sang est nécessaire aux nerfs, et les nerfs sont nécessaires aux organes de la circulation. Dès que le sang s'arrête un moment, il y a syncope; s'il s'écoule extérieurement en trop d'abondance, il y a mort. Que les nerfs soient coupés ou entravés dans leur action, il y a paralysie, convulsions, mort.

La condition suprême d'une bonne santé est le parfait équilibre de la force des nerfs et de la force du sang. Si le sang est trop faible, les nerfs sont trop forts, et il en résulte une sensibilité exagérée. Si le sang l'emporte, au contraire, toutes les sensations extérieures s'affaiblissent, et l'existence est entravée par des congestions et des inflammations.

L'équilibre sanguin et nerveux peut encore être rompu parce que les nerfs sont fatigués, usés par le travail intellectuel. Le sang n'est pas plus fort qu'il ne doit l'être ; mais, les nerfs étant sans résistance, il survient des désordres dont la raison est essentiellement nerveuse.

Je tenais à donner ces explications, parce que bien des gens du monde s'imaginent qu'il n'existe pas de maladies nerveuses proprement dites.

— Laissez-moi donc tranquille, avec vos maladies nerveuses ! me disait tout dernièrement un homme sanguin et légèrement bilieux : elles sont purement imaginaires. Elles ont été inventées, d'un côté, par les paresseux, par les amateurs de souffrances, qui aiment à se droguer, à se soigner, à se dorloter, et qui cherchent à se poser en gens rudement éprouvés par les douleurs ; d'un autre côté, par des médecins dans l'embarras.

Dès qu'une maladie est indécise et cache son véritable caractère dans le nuage des complications ; dès qu'elle est chronique, c'est-à-dire que, bon gré, mal gré, résistant à tous les remèdes, elle persiste et se moque de la médecine, on l'intitule maladie nerveuse. C'est l'étiquette de tous les maux inconnus, le casier où l'on place les affaires qui n'ont pas de noms propres. — C'est toujours le monsieur sanguin qui parle.

Dès qu'un médecin mis en présence d'une maladie chronique ne peut l'appeler catarrhe, goutte ou rhumatisme, il hoche la tête, pince les lèvres et tâte le pouls avec affectation, et si vous lui demandez son arrêt, son diagnostic, le nom de la maladie, il répond inévitablement, du ton le plus sentencieux qui lui est possible :

— Maladie nerveuse, monsieur, maladie nerveuse.

Je répondis à mon interlocuteur que je ne lui souhaitais pour châtiment de toute cette algarade qu'une, deux ou trois des maladies prétendues imaginaires qui frappent si directement sur le système nerveux.

Oui, les maladies nerveuses sont réelles, trop réelles,

on Dieu, et elles proviennent d'un manque d'équilibre
ntre les nerfs et le sang. — C'est du moins mon opinion
ersonnelle.

Chez les curés de campagne, les faits dont j'ai donné
lus haut la nomenclature, les fatigues excessives, le man-
ue d'exercice suffisant, les préoccupations morales, entra-
ent tout d'abord l'acte important de la digestion; on n'a
as faim, ou l'on mange trop vite, ou l'on travaille immé-
iatement après avoir mangé, alors la digestion se fait mal.
a digestion se faisant mal, les matériaux destinés à refaire
u sang sont de mauvaise nature, le sang s'appauvrit peu à
eu, et le sang ne formant plus le contre-poids des nerfs, le
ystème nerveux devient exagérément impressionnable,
rannique, il se produit une foule de petits désordres in-
érieurs qui constituent de tristes et pénibles maladies.

Ou bien l'ecclésiastique a usé son système nerveux par
es veilles et des contentions d'esprit; les nerfs, démesuré-
ent tendus, crient et se plaignent de temps en temps,
'est-à-dire qu'ils déterminent de secrètes souffrances.

XVII. — **Troisième remarque : il existe deux systèmes nerveux.**

Nous avons deux systèmes nerveux : l'un, composé du
erveau et de la moelle épinière, préside aux fonctions de
ouvements et de sensibilité; c'est par les filets nerveux
étachés du cerveau et de la moelle épinière, et se rami-
iant dans tout le corps, que nous agissons, que nous sen-
ons, que nous parlons, en un mot, que nos organes
béissent à notre volonté.

Mais dans la cavité de la poitrine et du ventre, le long
le la colonne vertébrale, rampe un système nerveux parti-
ulier, et que l'on a appelé ganglionnaire, parce qu'il se

ramasse de distance en distance en petits pelotons qui ressemblent à des ganglions.

Ce dernier système nerveux, intimement uni au premier par des communications multiples, semble spécialement chargé de présider aux fonctions des viscères qui se trouvent dans le ventre ou dans la poitrine. C'est le système nerveux ganglionnaire qui préside à la respiration, à la circulation, à la digestion, c'est-à-dire qu'il anime et stimule plus particulièrement les poumons, le cœur, l'estomac et ses dépendances.

Il est important de faire remarquer que, malgré la liaison intime du système nerveux ganglionnaire, ces deux genres de nerfs peuvent être plus spécialement douloureux l'un et l'autre, sans trop réagir l'un sur l'autre.

Un homme souffre horriblement de la tête et des jambes, sans pour cela qu'il perde l'appétit et se sente gêné dans la respiration, tandis qu'un autre qui a la tête excellente, qui dort bien, qui marche sans fatigue, ne digère qu'avec peine, souffre des entrailles et de l'estomac. Chez le premier, la maladie nerveuse porte plus spécialement sur le cerveau, la moelle épinière et sur les filets nerveux. Chez le second, la maladie a son siége principal sur les nerfs ganglionnaires.

Au reste, nous développerons toutes ces notions plus longuement quand nous les traiterons sous le point de vue physiologique; mais il m'a semblé nécessaire, avant de passer aux conseils, d'énoncer ces quelques remarques, pour expliquer comment les enfants de parents nerveux sont ordinairement nerveux, comment les maladies nerveuses surviennent et se confirment, comment enfin les maladies nerveuses présentent parfois des différences qui en imposent aux ignorants.

XVIII. — Plan de conduite.

Avant de tracer ce plan de conduite que je veux rendre utile, pour lequel j'ai l'intention d'entrer dans de minutieux détails, je crois important de reproduire ici deux consultations de M. Récamier. Je l'ai dit en commençant, pendant cinquante ans d'une pratique ardente, laborieuse, M. Récamier a été interrogé des milliers de fois par des ecclésiastiques atteints de maladies nerveuses, et il a acquis sur cette maladie une si lumineuse expérience, que c'est rendre un grand service à tous les curés valétudinaires que de reproduire ici les conseils qu'il donne en pareille circonstance.

Il n'y aura, du reste, aucune indiscrétion de ma part ; le vénérable praticien a bien voulu mettre tous ses cartons à ma disposition, avec la permission d'y puiser tous les renseignements que je croirai utiles à mes lecteurs.

Après mûres réflexions, je me suis arrêté à l'idée de publier deux consultations : l'une donnée pour un curé de campagne, l'autre rédigée pour l'un des princes de l'Église. On y verra que le ministre de l'Évangile, dans une des plus modestes comme dans l'une des plus hautes positions, a besoin des mêmes soins, des mêmes remèdes, remèdes qui se restreignent le plus souvent à des prescriptions hygiéniques.

DEUX CONSULTATIONS DE M. RÉCAMIER.

I

Mgr ***, évêque de ***.
Fatigues nerveuses,
Anomalies dyspepsiques.

RAPPORT.

Monsieur le docteur,

Vous vous êtes occupé de ma santé avec tant de bonté quand j'ai eu occasion de vous consulter à Paris, que je ne crains pas d'être indiscret en réclamant vos conseils.

En arrivant à ***, je me suis empressé de suivre vos avis, j'ai pris beaucoup de bains (à vingt-six degrés centigrade, car je pense que c'est vingt-six degrés centigrade et non Réaumur), et j'ai éprouvé une amélioration notable dans ma santé; l'appétit est revenu, ainsi que la gaieté. Je me croyais à peu près guéri; mais j'ai eu deux torts à me reprocher.

Le premier, d'interrompre assez longtemps l'usage des bains, à cause de la rigueur de la température pendant plusieurs jours ; le second, de prendre du tabac par circonstance, me trouvant avec des ecclésiastiques qui en faisaient usage.

La cessation des bains froids a ramené des douleurs névralgiques, j'ai éprouvé des oppressions et la cessation d'appétit, des tristesses affreuses, des inquiétudes auxquelles il m'a fallu opposer tout ce qu'il y a en moi de foi, de raison et de soumission à la volonté de Dieu.

Depuis dimanche, le temps s'est remis au beau, j'ai repris mes bains froids avec lotions sur la tête. Je me trouve infiniment mieux ; mais combien de temps cela durera-t-il ?

Quand je serai replacé, loin de ma famille qui me prodigue les soins les plus tendres, dans une atmosphère d'affaires, de peines, de difficultés, dans l'isolement d'un palais épiscopal, ne retomberais-je pas ?... Je l'ignore, et sur ce point comme sur tous les autres, je ne puis que m'abandonner à la sainte et adorable volonté de Dieu.

L'usage du tabac, que j'ai pris longtemps avec excès, et qui passait presque entièrement par les fosses nasales, avait produit une inflammation habituelle dans le voile du palais et sur la luette. Ayant remarqué cet effet, j'avais cessé de prendre du tabac, et je n'avais plus éprouvé d'inflammation; mais, durant mes vacances, ayant cédé à mon ancienne habitude, l'inflammation a recommencé. Je pensais qu'en retranchant de nouveau la cause, l'effet serait détruit, cependant je ne puis y parvenir absolument. Quoique je n'aie pas pris depuis quinze jours une seule prise de tabac, je souffre encore. La douleur que j'éprouve n'est pas vive; mais il y a rougeur, il y a embarras : souvent il me semble que j'ai dans la gorge comme un petit pois que je ne puis avaler; d'autres fois, c'est une petite douleur d'un autre genre.

J'ai usé, d'après les conseils du respectable docteur ***, de gargarismes rafraîchissants et astringents, puis de frictions extérieures avec un liniment ammoniacal. Je n'ai pu encore triompher de cette affection, qui, j'espère, ne deviendra pas chronique et ne m'empêchera pas de prêcher la parole de Dieu dans les campagnes, ce qui serait pour moi, je l'avoue, une très-grande douleur.

Mon sommeil n'est pas très-agité. Quelquefois,

mais rarement, je suis obligé de me lever pour marcher dans ma chambre et me calmer.

Six ou sept heures après mes repas, quelquefois plus tôt ou plus tard, je rendais par la bouche des gaz avec abondance et durant assez longtemps. Je n'éprouve plus ou presque plus cette incommodité. Les borborygmes ont entièrement cessé.

Voilà l'exposé fidèle de ma position.

Je désirerais savoir si je dois continuer les bains, alors même que la température deviendrait froide, s'il faut en prendre un ou deux par jour, et s'il y a quelque chose à faire pour enlever totalement l'inflammation de la luette et du voile du palais.

Agréez l'assurance de ma respectueuse estime et de mon affectueuse gratitude.

† ***.

RÉPONSE.

Monseigneur,

J'ai lu avec attention votre rapport sur ce que vous avez fait à l'égard de votre santé, et sur les effets qui en sont résultés.

Je résume :

4.

Faits.

Votre santé présente à considérer :

1° Une fatigue nerveuse dominant dans le système nerveux de l'appareil digestif avec dyspepsie flatulente ;

2° Une disposition névralgique exaspérée par les fatigues ;

3° Une très-grande irritabilité des fosses nasales et de la gorge, irritabilité changée en irritation par l'usage du tabac.

Remarques.

Sur les faits précédents, je dois faire les remarques suivantes :

1° Le système nerveux n'a pas été seulement fatigué par le travail, mais encore par des causes morales, des peines, des tracasseries, etc. ;

2° L'action de ces causes dure déjà depuis longtemps, et par conséquent l'impression qu'elles ont faite sera plus lente à se dissiper ;

3° Le retour trop prompt de l'action des mêmes

causes ramènerait certainement les mêmes inconvénients ;

4° Il est évident que la muqueuse nasale repousse
l'usage de toute substance irritante, et par conséquent qu'il faut renoncer une fois pour toutes à
l'usage du tabac, qui agit trop mal pour qu'il soit
permis de le tenter de nouveau, sous quelque prétexte que ce soit ;

5° Il est évident que les bains courts, pris même
plus frais que je ne les avais demandés, car j'avais
voulu conseiller vingt-six degrés Réaumur ; il est
évident, dis-je, que les bains courts et frais ont agi
avec avantage.

D'après les faits et les remarques qui précèdent,
je dois vous proposer le plan de conduite suivant :

Conseils.

1° Il faut calmer l'irritation de la muqueuse et de
la gorge,

— Soit en reniflant du lait tempéré, c'est-à-dire à
dix-neuf, dix-neuf degrés et demi du thermomètre
de Réaumur, ou, si vous aimez mieux, à vingt-cinq
degrés centigrade. Ce lait, aspiré dans la gorge au

moyen du nez plongé dans la tasse qui le contient, passe derrière le voile du palais, et calme ainsi en même temps l'irritation des narines et de la gorge. Bien entendu, on crache le lait dès qu'il est arrivé dans l'arrière-gorge;

— Soit par des gargarismes faits par la bouche avec du lait dans lequel on aura fait bouillir une ou deux figues grasses, ou même la coque d'une tête de pavot blanc (une tête pour un demi-litre de lait);

— Soit avec le lait déjà préparé de la façon que je viens de dire, et coupé à moitié avec de l'eau d'orge ou avec les infusions de fleurs de mauve, de feuilles de ronces, ou avec la décoction de racine de grande consoude.

Ces gargarismes doivent être employés plusieurs fois par jour.

2° Dans le courant de la journée, vous priserez en guise de tabac de l'amidon pulvérisé impalpable, seul ou aiguisé avec un peu de sucre, également pulvérisé le plus possible.

3° Je vous avais conseillé des bains de douze à quinze minutes, à vingt-six degrés Réaumur, c'est-à-dire à trente-deux degrés du thermomètre centigrade, avec des lotions ou lavages du haut de la tête et du visage, lotions que l'on doit faire de haut en bas. Vous avez eu plus de courage que je n'en demandais. Cependant, si votre erreur vous a mieux servi que ma timidité, il faut continuer vos bains à dix-neuf degrés et demi Réaumur.

4° Il est une autre manière de vous baigner qui aurait peut-être de grands avantages et qui vous gagnerait du temps.

On se place déshabillé dans un cabinet noir, les pieds dans un large baquet, sur un morceau d'étoffe de laine ; on a devant soi une terrine ou un seau d'eau rempli à vingt degrés Réaumur, c'est-à-dire vingt-cinq degrés centigrade ; on puise dans le vase avec une éponge volumineuse, et l'on se lave le corps entier rapidement, énergiquement, pendant environ une minute.

On s'essuie ensuite vigoureusement, on s'habille, et l'on se promène un peu pour se réchauffer naturellement.

5° Votre régime alimentaire doit être simple et substantiel, à base de viandes bouillies ou rôties, pain rassis, eau pure, légumes et fruits doux.

Vous ferez par jour trois repas modérés, l'un le

matin après la messe, l'autre au milieu du jour, et le troisième vers six heures du soir.

Vous étudierez à quelle température les aliments et boissons vous passent et digèrent mieux, vous résignant à les prendre tout à fait froids, les liquides spécialement, si vous y reconnaissez des avantages.

6° Vous éviterez les salaisons, les acides, les corps trop gras, les épices, les ragoûts et les fritures.

7° Le maigre et le jeûne vous sont interdits jusqu'à nouvel ordre.

8° L'exercice physique vous est indispensable, vous le prendrez de préférence avant les repas, jamais immédiatement après avoir mangé.

9° Vos occupations intellectuelles devront être placées immédiatement avant les exercices physiques.

10° Enfin il faut éviter soigneusement de stationner au soleil, vis-à-vis du feu, près des poêles, ou dans des pièces froides et humides.

Tel est, Monseigneur, le plan de conduite que je vous propose, en vous priant d'agréer l'assurance de mon dévouement et de mon respect.

RÉCAMIER.

II

M. l'abbé L***, curé de ***.
Hémorroïdes,
Pituites,
Gastralgie.

CONSULTATION.

La santé de M. le curé de *** présente à considérer, à l'âge de quarante-quatre ans :

Faits.

1° Sa ressemblance avec son père, mort tout dernièrement à l'âge de quatre-vingt-douze ans. Son père avait eu des douleurs lombaires vers l'âge de quarante-deux ans ; il avait des pituites, et, dans les derniers temps de sa vie, il souffrait habituellement de l'estomac.

Sa mère est vivante et bien portante, malgré ses soixante-dix-huit ans.

Un frère et deux sœurs jouissent d'une bonne santé.

2° M. l'abbé a saigné au nez jusque vers l'âge de vingt ans.

3° Il a eu des engelures jusque vers l'époque de la puberté ; à ses engelures ont succédé une série d'inflammations ou fluxions du côté des dents et des oreilles.

4° Il a eu des sueurs de pieds habituelles, sueurs de pieds qui se sont brusquement supprimées vers l'âge de quarante-deux ans.

5° Vers l'âge de quarante-deux ans, la santé a paru faiblir, et dans le détail des indispositions, on remarque trois séries de phénomènes.

— Des velléités hémorroïdales, c'est-à-dire des essais d'hémorroïdes, qui ont même amené une certaine perte de sang.

— Des douleurs d'estomac, douleurs variables, capricieuses, gastralgiques en un mot, se développant spécialement la nuit, et produisant des digestions laborieuses et flatulentes.

— Des pituites, c'est-à-dire des vomissements de glaires, accompagnées souvent de vomissements d'aliments.

6° Enfin, depuis quinze jours, est survenue une diarrhée fatigante.

Remarques.

1° La nutrition est en bon état ; M. le curé n'accuse aucune faiblesse générale, et il n'a pas sensiblement maigri.

2° La cessation des sueurs habituelles aux extrémités inférieures et son remplacement par les différents ordres de phénomènes que je viens d'indiquer, se sont opérés sous l'influence de la quarante-deuxième année et sous l'empire de contrariétés, de peines morales, en un mot, d'émotions générales qui l'ont vivement impressionné.

3° Le palper du ventre ne permet de distinguer aucune trace d'engorgement, soit à l'estomac, soit à ses annexes.

4° La succession des saignements de nez, des engelures, des sueurs de pieds ; plus tard les hémorroïdes et les pituites, obligent de supposer chez M. le curé un principe constitutionnel qui motive l'existence d'une maladie complémentaire, telle que sueurs, hémorragies, etc.

5° D'après les rapports de santé de M. L*** avec celle de son père, auquel d'ailleurs il ressemble physiquement, j'espère que nous n'avons affaire à aucune lésion organique, et le point culminant de l'état actuel, la maladie principale, me paraît une gastralgie.

En conséquence, je propose le plan de conduite suivant :

Conseils.

1° Le régime alimentaire sera modéré en quantité, substantiel en nature. Les viandes de boucherie, bouillies ou rôties, devront en faire la base.

— On ne boira que de l'eau pure ou de la macération de fleurs de camomille romaine ou de feuilles de germandrée.

— On doit éviter les salaisons, les fritures, les épices, les acides, les corps gras et toute boisson fermentée, telles que le vin, le cidre ou la bière.

— Le maigre comme le jeûne sont absolument défendus.

2° On examinera à quelle température les aliments et boisson passent le mieux.

3° Après chaque repas, on prendra :

— Soit une goutte d'essence de menthe anglaise

jetée sur un morceau de sucre, et dissoute ensuite dans cinq ou six cuillerées d'eau;

— Soit une cuillerée à café de l'élixir tonique dit élixir de Garus.

4° Si ces moyens ne calment pas les douleurs pendant la digestion et pendant la nuit, on prendra avant chaque repas :

— Soit une, deux ou trois gouttes de laudanum de Sydenham mises sur un morceau de sucre;

— Soit une ou deux pilules, contenant chacune dix centigrammes d'extrait de gentiane et dix centigrammes de thridace.

5° Flanelle sur la peau, mais hors du lit seulement.

6° Placer les exercices physiques avant les repas, et jamais après.

7° Éviter toute fatigue, voire même les fatigues au confessionnal.

8° Éviter, jusqu'à nouvel avis, le chant à l'église, les sermons et le travail du cabinet.

Paris, 13 novembre 1845.

RÉCAMIER.

Je m'arrête forcément après ces deux importantes citations.

Au prochain chapitre, je reprendrai un à un la plus grande partie de ces conseils; j'en expliquerai les motifs; je paraphraserai, pour l'intelligence de tous, les doctes avis de M. Récamier, et, généralisant la question, j'arriverai, je l'espère, à tracer un plan de conduite véritablement utile à tous les curés de campagne.

HYGIÈNE DU CURÉ DE CAMPAGNE

I. — Conclusions pratiques.

Le temps n'est plus, fort heureusement, où, grâce à une littérature éhontée, la religion était journellement traînée dans l'ornière du ridicule ; le temps n'est plus où ces messieurs du *National* et du *Constitutionnel* semblaient vouloir déjeuner chaque matin avec du jésuite en compote, dîner chaque soir avec du curé tout cru. La religion peu à peu a repris sa maternelle influence. On *glousse* bien encore çà et là le mot de parti clérical ; on crie de loin en loin au tartufe, comme ces imbéciles qui, devant une aurore boréale, voulaient sonner le tocsin et s'égosillaient à crier au feu.

Tartufe ! Ah ! je méprise les hypocrites autant et plus que les *tartufophobes* de certains journaux. Mais de ce qu'un homme singe la vertu, il ne s'ensuit pas que la vertu soit une grimace ; de ce qu'un mécréant se drape du manteau religieux, il n'en résulte pas que la religion soit chez tout le monde hypocrisie et mensonge.

Oui, vraiment, j'aime les prêtres. Le clergé, notre clergé français surtout, est admirable d'abnégation et de dévouement. Je connais des jeunes gens, voire même des hommes faits, qui sont tout glorieux quand ils se promènent en tenant au bras un homme à épaulettes d'or et d'argent. Si le militaire est décoré surtout, l'ami *pékin* se dandine, se redresse, et quand survient la rencontre d'un factionnaire, il renouvelle, en ôtant son chapeau, la désopilante caricature de Biard, intitulée *Les honneurs partagés*.

Moi, j'aime à me promener en m'appuyant sur le bras d'un prêtre; cela me rappelle mon enfance, mes bons jours de pensionnaire; cela me fait rêver à tout le mérite de ces hommes à robe noire qui, au risque de se faire tuer par des peuplades féroces, au risque d'être mangés par des anthropophages, s'en vont au delà des mers, à travers mille privations, mille obstacles, mille fatigues, chercher des âmes à conquérir et à sauver.

On vante sans cesse l'honneur et le patriotisme de l'armée. Je suis trop Français pour n'y point applaudir, d'autant plus que je suis le fils d'un soldat; mais il me semble que nous avons bien aussi le droit d'être fiers de notre clergé, et qu'il est de notre devoir de nous intéresser un peu à son modeste héroïsme.

Le soldat fait une action d'éclat, on le complimente, on le décore, on le pensionne, et pourtant l'occasion de déployer son courage militaire ne se présente que de loin en loin. Le prêtre se sacrifie à ses paroissiens tous les jours, de toutes les manières; personne n'en parle, et sa récompense ne lui viendra qu'après le tombeau.

Le soldat a le gouvernement qui l'habille, le chef de gamelle qui prépare sa soupe, le chirurgien militaire qui le visite, et des hôpitaux où l'on soigne toutes ses maladies. Le curé n'a que son insuffisante pension, son casuel fort éphémère, et personne que lui ne s'occupe directement des soins matériels de son existence.

On trouve que mon encyclopédie semble faite spécialement pour les curés; on trouve juste. C'est pourquoi, dans une publication de cette nature, j'ai voulu m'occuper spécialement de l'hygiène du clergé. Pour que les enfants d'une famille se portent bien, il est urgent que le père et la mère aient une santé suffisante, afin de soigner et bien élever tous leurs enfants. Pour que le villageois, le campagnard, si souvent privés des conseils d'une vraie médecine, se soignent dans leurs maladies, se conduisent hygiéniquement, abandonnent de trop fatals préjugés, il faut que le curé de leur village soit alerte et robuste ; il faut qu'il puisse aller, courir, visiter, parler, représenter, conseiller, instruire.

Il était donc nécessaire et logique de traiter longuement de l'hygiène du curé de campagne.

Au reste, j'arrive à conclusion. Je vais tracer aux ecclésiastiques débilités le plan de conduite qu'ils doivent suivre. Or, ce qu'il m'importe de faire remarquer aux autres lecteurs, c'est que les conseils que je vais donner aux curés de campagne, si souvent atteints de maladies nerveuses, sont applicables à toutes les personnes qui souffrent des nerfs. D'ailleurs, l'*Encyclopédie de la santé* n'aura-t-elle pas douze volumes. J'ai mon plan tracé, mon but devant les yeux ; je pose chaque fois une pierre nouvelle à ma petite maison. Je la bâtirai tout entière, si mes amis comprennent mon œuvre et si Dieu veut bien la bénir.

II. — Habitation.

En général, ce n'est point le curé qui choisit son presbytère ; c'est la commune qui l'abrite, c'est le conseil municipal qui lui donne son logement ; mais au moins l'ecclésiastique a le droit de s'arranger comme il l'entend dans sa maisonnette.

La pièce la plus importante sous le rapport hygiénique est la chambre à coucher.

S'il existe une chambre située au midi, une chambre munie d'une bonne et grande fenêtre, c'est-à-dire bien aérée, c'est là où le bon curé doit se reposer de toutes ses fatigues.

Située au midi, la chambre sera sèche et plus saine. On y pourra coucher l'hiver sans y faire un trop grand feu; un volet bien clos pourra la garantir pendant l'été des trop grandes ardeurs du soleil, et quand le soleil devrait la chauffer plus qu'on ne le désire d'ordinaire, pourvu qu'il y ait moyen d'y faire entrer l'air en suffisante quantité, je ne vois pas à cette chaleur un inconvénient redoutable.

L'humidité, je l'ai dit dans mon *Cours d'hygiène*, est un dissolvant, un ennemi toujours à craindre, pour les personnes nerveuses surtout. Qui n'a point remarqué combien toute la machine humaine se distend et se trouve mal à l'aise les jours de dégel et de brouillards? L'humidité, qui impressionne le baromètre, qui détériore les habitations, qui flétrit et corrode jusqu'aux métaux, agit de telle façon sur le système nerveux que l'on est rarement gai par un temps de pluie, et le ciel qui pleure donne en quelque sorte l'envie de pleurer.

Si l'humidité agit ainsi pendant la veille, c'est-à-dire malgré l'action et la distraction forcée produite par nos occupations journalières, à plus forte raison nous est-elle contraire pendant le sommeil.

Un homme qui dort est livré d'une certaine manière pieds et poings liés à ses ennemis. Le sommeil est le *repas*, l'acte réparateur de notre système nerveux. Pendant le sommeil tous les nerfs se détendent, les forces se neutralisent. Un dormeur est bien plus impressionnable qu'un homme éveillé et agissant. Il est donc important qu'il n'y ait dans la chambre à coucher ni humidité, ni mauvais air.

Quand on peut avoir une chambre pour dormir située au premier ou au second étage, une chambre enfin qui ne soit pas au rez-de-chaussée, il faut la choisir de préférence.

Mais, hélas! les chaumières n'ont pas de premier étage, et je connais bien des presbytères qui s'en trouvent privés. Alors il est urgent de prendre contre l'humidité du sol et des murailles toutes les précautions possibles. — Ayez un lit dont les pieds soient un peu élevés, un lit qui ne soit point accolé au mur. Si la chambre est carrelée, ayez l'attention de faire mettre sous votre lit une petite estrade en planches de sapin : ce n'est pas là une grosse dépense. Faites du feu par les temps humides, et vous rentrerez autant que possible dans les conditions d'une suffisante salubrité.

Et à ce sujet, j'ai besoin de réprouver de toutes mes forces la coutume ou plutôt l'erreur de certaines domestiques de campagne. En général, c'est la domestique du presbytère qui s'occupe de tous les soins matériels de la maison ; c'est elle qui règle les repas, qui impose ses goûts, ses préjugés, ses habitudes. M. le curé a bien autre chose en tête que les détails de ménage et les minuties du pot-au-feu.

Après avoir songé au difficile moyen de conserver bien fraîche la brioche dominicale, après avoir déployé tous ses talents dans l'art de confectionner la soupe aux choux, la cuisinière veille aux soins de la maison ; or il arrive bien souvent que quand il fait très-chaud, cette brave femme, pour rafraîchir la maison de son maître, arrose deux et trois fois par jour le carreau de l'appartement.

Vous avez tort, Marie-Jeanne, Marianne ou Jeanneton (ce sont les noms les plus ordinaires de ces dames); sous prétexte de fraîcheur, vous donnez de l'humidité au presbytère. Je sais bien qu'il est assez difficile de vous empêcher d'agir à votre tête ; mais ce n'est ni M. le curé, ni moi qui

vous parlons ici, c'est l'expérience et la raison. Ne jetez
sur le carreau que l'eau nécessaire pour balayer sans trop
de poussière ; car, verser par terre assez d'eau pour en
recueillir de la fraîcheur, c'est semer l'humidité, c'est
rendre la maison malsaine : l'hygiène vous le défend.

III. — Régime alimentaire.

On a pu le remarquer dans les deux consultations de
M. Récamier ; à l'évêque comme au curé de campagne,
l'un et l'autre atteints de maladies nerveuses, il a recommandé :

« Un régime simple et substantiel. »

Qu'entend-on par régime simple et par régime substantiel ? J'ai promis de paraphraser et de donner des explications. Expliquons.

La cuisine, ou plutôt l'art culinaire, à force de vouloir
bien faire, est tombé dans le romantisme et dans l'exagération. Autrefois le sel, signe de la sagesse, était le seul
condiment, le seul excitant employé ; on y joignit bientôt
le poivre et presque en même temps la moutarde. Il semble
que tous ces excitants devaient suffire aux palais blafards
et languissants ; oh bien oui ! et les oignons crus, et l'ail,
et la ciboule, et son diminutif, c'est-à-dire la ciboulette,
vulgairement appelée l'appétit ? Les Anglais, qui sont ré-
putés sinon pour les plus beaux, du moins pour les plus
forts mangeurs, ont inventé le poivre rouge, que l'on désigne le plus souvent sous le nom de poivre anglais ; et
puis est arrivé l'huile au beurre d'anchois, le vinaigre mi-
néral, les moutardes inflammatoires, etc.

Les mangeurs découragés ont imploré les cuisinières,
et les ont suppliées d'amalgamer des excitants capables
d'aiguiser un peu leur faim usée, leur appétit repu, leur
goût blasé, et les cuisinières ont confectionné toutes ces

fricassées dangereuses bardées de lard, flanquées de roux, saupoudrées d'excitants. Au risque de me faire anathématiser par les gastronomes, je suis obligé de déclarer que tous ces plats plus ou moins *relevés*, comme on dit, sont dangereux à la santé.

Ils seraient terribles surtout aux personnes nerveuses, et c'est pourquoi je leur recommande, avec M. Récamier, une nourriture simple, une cuisine simple, c'est-à-dire une cuisine dégagée de tout romantisme.

Un régime simple doit avoir pour base les mets les plus simples et les plus simplement préparés; ainsi :

Des viandes bouillies ou rôties;

Des légumes et des fruits doux;

Car non-seulement j'ai demandé un régime simple, mais j'ai réclamé un régime substantiel; c'est pour cela que je mets en première ligne les viandes bouillies ou rôties. — Ces viandes peuvent être de basse-cour ou de boucherie.

Quant à celles de charcuterie, elles sont excitantes, lourdes et nuisibles aux estomacs des gens impressionnables.

En effet, tout ce qui excite notre organisation n'excite qu'en agissant avec plus ou moins de rudesse sur le système nerveux. — Vous avez les doigts intacts, je suppose, vous pouvez sans aucune douleur vous frotter les mains, parce que l'épiderme, la peau extérieure est là pour protéger et défendre le derme, c'est-à-dire le feuillet de la peau où s'épanouit et s'étale le système nerveux. Au contraire, vous avez un des doigts écorchés, les nerfs sont à nu, la partie est à vif, comme disent les gens du monde, c'est-à-dire qu'elle est des plus impressionnables; dans ce cas-là, vous ne pouvez y toucher sans ressentir une impression douloureuse : ainsi advient-il que tel gros gastronome se trouve on ne peut mieux des excitants, des condiments de toute nature, et que les gens nerveux payent de souffrances redoutables l'imprudence d'en faire usage. — Pour certaines organisations, un coup de poing chatouille et fait caresse ; pour d'autres, une chiquenaude est affreuse.

Non-seulement je défends aux curés atteints de maladies nerveuses l'abus du sel, du poivre, de la moutarde, en un mot, de tous les condiments ; mais, par la même raison, je conseille l'abstention :

Des salaisons ;

Des fritures,

Et des ragoûts.

Hélas ! Madelon, la cuisinière, va se trouver bien embarrassée. — Pas d'excitant pour son maître ; mais comment alors lui faire une cuisine appétissante ? Drôle de médecine, vraiment !

Entendons-nous.

Je ne viens point prêcher le scrupule gastronomique ; je ne prétends pas qu'il soit absolument défendu de mettre du poivre dans les sauces et du bon gros sel dans la soupe ; mais je dis qu'il n'en faut pas faire abus, voilà tout.

De même que si je proscris les salaisons, les fritures, je ne veux point dire que de loin en loin, une fois par hasard, le bon curé doive reculer avec effroi devant une tranche appétissante de jambon ou devant d'excellents petits goujons en friture. Mais manger de la viande salée plusieurs fois par semaine, faire son ordinaire de poissons, de légumes et de viandes frites, c'est, pour une personne nerveuse, une faute hygiénique que je devais dénoncer.

IV. — Boissons.

Le vin a, près des personnes peu versées dans les notions d'hygiène, une réputation malheureusement usurpée. Comme il est agréable au goût, comme il est chaud sur l'estomac, on s'imagine qu'il donne des forces et qu'il peut guérir la plupart des maladies chroniques.

Oui! quand le vin est bon, — quand le vin est pur et qu'il a subi dans sa prison de verre un temps notable de réclusion ; — le vin, pris en petite quantité, a des qualités bienfaisantes, et je comprends ce dicton, si souvent répété par quiconque présente solennellement une bouteille après la consommation du potage :

> Après la soupe un coup de vin
> Ote un écu au médecin.

Mais le vin alcoolisé, travaillé par tant de faiseurs, le petit vin du cru que le vigneron tire à la tonne, le vin bu à grand verre est loin d'être aussi tonique qu'on le croit généralement.

Je l'ai dit dans mon *Cours d'hygiène* : « Tonique ou non, le vin qui peut convenir à certaines natures débile s et paresseuses est tout à fait contraire au tempéramen trop nerveux. L'explication en est facile à donner.

« Une boisson alcoolique agit spécialement, non pas sur la circulation du sang, non sur la muqueuse, c'est-à-dire sur la peau intérieure du tube digestif, elle agit sur le système nerveux général, et la preuve en est que, s'il y a excès, exagération, le vin ne détermine pas d'apoplexie, le vin ne corrode pas la muqueuse; il grise, il porte à la tête, il endort le cerveau, centre de l'innervation; il l'endort si bien que toutes les fonctions se trouvent entravées : les jambes fléchissent, l'estomac rend ce qu'il a pris, l'intelligence et la raison s'envolent. — L'ivresse est la démonstration mathématique de l'action des boissons fermentées sur tous les nerfs du corps humain; or, remarquons bien vite que toutes les boissons fermentées grisent plus ou moins. La bière et le cidre, pris en excès, amènent les mêmes inconvénients que le vin. »

Donc, l'abstention complète du vin, cidre et bière, est nécessaire aux personnes nerveuses ; — abstention non-seulement en mangeant, mais surtout entre les repas. J'appuie sur cette dernière recommandation, parce que je connais les habitudes de la campagne, l'habitude des pays vinicoles surtout. — Je ne suis pas Champenois pour rien, et, soit dit en passant, je me moque du proverbe ! — Dans ces pays-là, le paysan a presque toujours du vin chez lui. Aussitôt qu'un étranger se présente, aussitôt que M. le curé lui rend visite, le paysan, après avoir dit bonjour, impose à son visiteur l'obligation de se *rafraîchir*. Refuser, c'est refuser la pipe chez les Turcs, la petite tasse de café chez les Orientaux, c'est blesser l'amour-propre du villageois ; on accepte donc par politesse ; la ménagère rince les verres, le pot de vin arrive, et l'on verse pour tous les hommes présents une belle et bonne rasade.

— A votre santé ! mossu le curé.

— A votre santé ! mes enfants.

Les verres se choquent, et chacun ingurgite au milieu d'un silence solennel.

Souvent le visiteur, qui n'est pas fait au chatouillement du liquide offert, y trempe simplement les lèvres, et cache sous un sourire de bonne compagnie la grimace qu'amènerait la sensation produite.

— Eh ben ! eh ben ! monsieur le curé, vous avez peur, je crois ! il est pur, celui-là ; soyez tranquille, il n'est pas méchant du tout !

L'ecclésiastique est contraint de tout avaler avec résignation.

Vous croyez que l'épreuve est finie, la politesse satisfaite ? Point. On vous remplit le verre une seconde fois, de force, d'autorité, en vous disant :

— Allons ! allons ! on ne s'en va pas sur une seule jambe.

Si l'on refuse, on sort boiteux aux yeux du visité, et il vous en garde souvent rancune.

Cette libation campagnarde menace de se renouveler toutes les fois que l'on entre dans une chaumière, et l'on comprend que, souvent soumis à de pareilles secousses, le meilleur estomac entre en souffrance.

— Que voulez-vous, me disait un excellent pasteur en me racontant toutes ces désagréables obligations, je sens parfaitement bien qu'en acceptant je me fais mal ; mais, en refusant, j'indispose mon paroissien ; et je tiens à rester bien avec tous.

Oui, monsieur le curé ! Plus que tout autre, vous devez compte à la Providence de la santé qu'elle vous a donnée ; vous devez garder et défendre cette santé, qui est votre grand cheval de bataille. Il y a un moyen tout simple de sortir d'une pareille difficulté, c'est de refuser partout ; car si vous acceptez ici et que vous n'acceptiez pas là, on dira que vous avez vos préférés, que vous établissez des catégories. Enfin, si l'on insiste, si l'on tient absolument à trinquer avec vous, demandez un peu d'eau sucrée ou un peu d'eau pure ; cette libation-là ne vous fera jamais de mal.

Ainsi ma prescription est bien catégorique : les gens atteints de maladies nerveuses doivent scrupuleusement éviter toute espèce de boisson fermentée.

La boisson la plus saine à boire au repas est l'eau de la rivière ou de la fontaine, pourvu que cette eau soit potable, c'est-à-dire qu'elle cuise parfaitement les lentilles et les haricots, et qu'elle dissolve bien le savon.

Si l'eau paraît trop plate à l'estomac, on peut la rendre plus stimulante en faisant macérer, c'est-à-dire infuser à froid :

— Soit une pincée de fleurs de tilleul par carafe,
— Soit quinze à vingt feuilles de camomille romaine,
— Soit une cuillerée à bouche de fleurs de houblon,
— Soit pareille dose de fleurs et feuilles de petit chêne ou germandrée.

V. — Température des aliments et boissons.

C'est là une question capitale trop peu traitée, trop peu comprise, et sur laquelle je veux m'arrêter avec toute l'autorité de M. le professeur Récamier, dont je suis heureux et fier d'expliquer les ordonnances.

Chacun doit faire une étude particulière de la température à laquelle les aliments et boissons lui réussissent le mieux, et se résigner à les prendre tout à fait froids, les liquides surtout, s'il y reconnaît des avantages.

Soyez-en sûrs, sur cent personnes atteintes d'affections nerveuses, sur cent personnes affaiblies, débilitées par les fatigues intellectuelles, quatre-vingt-dix à quatre-vingt-quinze se trouveront beaucoup mieux des aliments et boissons froides que des aliments et boissons chaudes.

J'ai entendu des gens du monde révoquer en doute une pareille vérité; je les ai vus lever les épaules et répondre :

— Système! monsieur, système!

En pareille circonstance, je me tiens à quatre pour ne pas répliquer brutalement et pour ne pas manifester de la mauvaise humeur. Système! mais savez-vous bien ce que l'on appelle système, messieurs? avez-vous jamais approfondi la tyrannie et l'outrecuidance de la médecine systématique? Le système est le fait des entêtés, des borgnes scientifiques ou des charlatans. Le système est arrogant et ridiculement autocratique.

Vous avez mal à la tête, monsieur, faites-vous saigner. Vous avez mal aux entrailles, faites-vous saigner. Vous avez mal aux reins, faites-vous saigner. Toutes les maladies de ce monde ne sont que des inflammations du tube digestif, des gastro-entérites, comprenez-vous ?

Ou bien encore, vous souffrez du foie, vous souffrez des yeux, de la gorge, que sais-je, moi ? mangez, monsieur, mangez toujours, gavez-vous de bonne soupe grasse, avalez du bon ragoût aux pommes de terre, puis moquez-vous de la médecine et des indigestions.

Le système ne conseille pas, il ordonne. Il ordonne sans examiner, sans réfléchir, sans discuter ; il a pour réponse la fameuse maxime de Luther :

> Je l'ordonne, je veux, car c'est ma volonté.
>
> *Sic volo, sic jubeo, sit pro ratione voluntas.*

Mais un conseil qui vient se formuler avec déférence et politesse, un conseil qui se présente sous l'égide de l'expérience, et qui vous dit fort sagement : *étudiez*, ce conseil n'a rien de systématique, croyez-moi.

Au reste, il me semble qu'avant de critiquer on devrait approfondir la question, chercher à se rendre compte du conseil. N'est-il pas vrai que, de tous les excitants de ce monde, la chaleur, le calorique, comme disent les physiciens, est un des plus actifs et des plus énergiques ?

N'est-il pas vrai que les viandes fumantes, que les liquides bouillants surtout renferment une dose considérable de calorique ?

N'est-il pas vrai que quiconque mange sa soupe très-chaude sent une bouffée de chaleur à la tête, et voit quelquefois la sueur lui perler au front ?

N'est-il pas vrai que les gens nerveux se trouvent généralement mal impressionnés par la chaleur, chaleur extérieure, c'est-à-dire frappant sur la peau, et chaleur intérieure, c'est-à-dire frappant sur la muqueuse du tube digestif?

A quel but doit tendre l'homme très-impressionnable et épuisé qui veut se guérir? à calmer son système nerveux et à réparer ses forces. Pour cela il faut que ce qu'il mange lui profite, c'est-à-dire digère le mieux possible.

Eh bien! je pose en fait que chez les gens irritables les aliments et liquides froids digéreront plus facilement que s'ils étaient chauds.

On arrête les vomissements avec de la glace, et, tout au contraire, on détermine des nausées avec de l'eau tiède; réfléchissez sur ces deux faits, et tirez une conclusion.

Mais, diront les gens inexpérimentés, un repas tout froid doit être bien désagréable. Passe encore pour de la viande tiède; mais du bouillon froid!

A cela je dois répondre : d'abord qu'il n'est point nécessaire de consulter ses appétits et ses répugnances quand il s'agit de tenter la lutte qu'on appelle traitement, quand on veut commencer la grande bataille hygiénique. Mais, ensuite, que les peureux se rassurent, le bouillon, franchement froid, dégraissé, est au moins aussi agréable au palais que la soupe très-chaude. Le chocolat à l'eau ou au lait, fait de la veille, et par conséquent refroidi, est tout aussi savoureux que le chocolat bouillant, et il n'est pas jusqu'au café au lait qui, absolument froid, ne puisse faire plaisir.

J'ai dit qu'il fallait étudier; par conséquent, j'admets que toutes les personnes atteintes de maladies nerveuses ne soient pas obligées de manger froid; mais j'ai la certitude que si quelques-unes doivent manger chaud, ce sont des exceptions.

I. — Du temps qu'il faut consacrer aux repas et de la régularité nécessaire.

J'ai déjà touché cette question lorsque j'ai analysé les antécédents du curé de campagne, mais j'y reviens, parce que le sujet me paraît d'une haute importance.

En parlant de la digestion, j'ai montré que l'acte digestif était la source du sang et de la vie, le pilier de toute existence matérielle ; il est donc urgent de manger de façon à digérer le mieux possible.

Une demi-heure, quelquefois même trois quarts d'heure, tel est le temps nécessaire à un repas ordinaire, c'est-à-dire au dîner frugal du potage, bœuf, légumes, etc.

Il faut bien mâcher, et mâcher lentement, autrement les aliments n'ont pas le temps de s'imprégner de la salive, c'est-à-dire du suc qui en prépare la transformation ; alors les digestions sont pénibles ; alors le mangeur répare mal ; alors il garde son irritabilité nerveuse et ses souffrances intérieures.

Et puis, il faut pour les gens surimpressionnables une régularité constante dans les heures destinées à chaque repas. On ne saurait prendre trop de précautions avec les gens susceptibles ; or l'estomac des personnes nerveuses est un personnage qui se fâche et s'exaspère au moindre semblant d'impolitesse, et il se venge plus ou moins ouvertement quand on manque pour lui de procédé, autrement dit, d'exactitude.

Enfin, je l'ai déjà écrit au sujet de l'hygiène de la digestion (*Cours populaire*) : « Il n'est pas besoin d'être médecin pour savoir que les repas pris à heure fixe, les repas faits régulièrement digèrent mieux que les autres ; mais il n'est pas inutile d'en donner ici l'explication.

« On a dit que l'habitude était pour nous une seconde nature, et c'est une vérité au physique comme au moral ;

tous nos actes animaux, répétés à intervalles réguliers, s'exécutent bien mieux et bien plus facilement.

« Cela est si vrai, que le rhythme, la mesure, la cadence agissent jusque sur notre système musculaire, sur les jambes, sur les bras, etc.

« Exemples :

« Voici des soldats en marche, qui ont parcouru une longue étape et qui ne sont point encore arrivés à leur destination ; les plus fatigués restent en arrière, et presque tout le régiment traîne la jambe.

« Que fait le chef qui les commande ? Il fait signe aux plus gais du régiment, qui entonnent la chanson française ; aussitôt toutes les jambes se relèvent et les plus fatigués retrouvent de la vigueur.

« Voici un homme qui bégaye en parlant ; faites-le chanter, c'est-à-dire donnez un rhythme à sa parole, il ne bégayera plus.

« Eh bien ! chacun de nos organes en particulier est en quelque sorte une représentation de notre organisation générale. Chaque organe, en effet, a sa circulation, son innervation, son système musculaire spécial, et chaque organe participe, pour son compte, aux propriétés communes du corps, c'est-à-dire que si le corps se meut plus facilement quand il le fait à intervalles égaux, l'estomac digère mieux quand on le remplit à heure régulière. »

VII. — Des bains antinerveux.

Toutes les prescriptions que je viens d'indiquer dans ce petit plan de conduite sont purement et simplement hygiéniques ; or, puisque nous avons à combattre des constitutions débilitées, des nerfs en désordre, il faut maintenant parler de *remèdes*; il le faut pour deux raisons : la première, c'est qu'un malade ne se croit jamais bien conseillé si on ne lui ordonne au moins un médicament. Quand le médecin consulté reste dans la limite de l'hygiène, on ne lui dit rien en face, mais en arrière on ne lui épargne ni les quolibets, ni les critiques.

— Un régime substantiel! — un lit convenablement bâti! — un appartement bien exposé! mais ce ne sont point des remèdes, cela! on peut, on doit les conseiller à tout le monde. Le docteur a voulu nous contenter; il s'imagine que nous ne sommes pas malades; il ne sait pas ce que nous souffrons; il ne se connaît point aux maladies nerveuses.

Je vous demande humblement pardon, chers murmurateurs. Je sais pour mon compte que, de tous les genres de souffrances, les douleurs névralgiques sont peut-être les pires; mais laissez-moi vous faire remarquer que les moyens hygiéniques sont les meilleurs remèdes à employer contre ce genre de maladie : il faut opposer des habitudes hygiéniques aux habitudes maladives, et combattre ainsi le désordre avec un peu d'ordre.

Au reste, nous allons vous indiquer des médicaments spécialement destinés aux maux qui vous éprouvent; seulement ce ne seront pas des médicaments pharmaceutiques.

Les gens nerveux sont malheureusement enclins aux drogues, aux pilules de toutes espèces, aux essais de tous genres; moi, je suis résolu de les leur défendre, au risque d'être mal famé auprès de messieurs les pharmaciens.

Ce que conseille M. Récamier, ce que je conseille comme lui, ce sont des bains courts et doux avec ablutions de la tête et du visage. Entrons dans quelques détails, car il est urgent que cette prescription soit bien comprise et bien strictement exécutée.

Le bain doit avoir de 26 à 27 degrés Réaumur.

On ne doit y rester que de douze à quinze minutes.

Enfin, — écoutez bien, — pendant toute la durée du bain il faut arroser la tête et le visage à grande eau avec de l'eau à 17 ou 18 degrés Réaumur, c'est-à-dire de l'eau dégourdie, de l'eau à la température d'été.

J'ai si souvent recommandé ces lavages, je les ai vus si mal faits ensuite, que j'ai cru nécessaire d'en expliquer les détails aussi minutieusement que possible, et de m'aider même par quelques gravures.

Quand un homme me consulte à Paris, et que je lui conseille les bains avec ablutions, je lui dis tout simplement :

— Allez au bain, monsieur, demandez un bain qui ne soit ni chaud ni froid, et vous réclamerez du baigneur un bol, une espèce de cuvette de la capacité d'un à deux litres, tous les établissements de bains sont pourvus de ce genre d'ustensile.

Une fois le bain préparé, vous vous déshabillerez sans vous trop presser, et vous entrerez dans l'eau rapidement, résolûment. Je vous avertis que si le bain est à la température douce que je recommande, vous ne sentirez aucune impression de chaleur ou de froid en y mettant les deux jambes; mais vous éprouverez un peu de frais au ventre et à la poitrine, n'y prenez pas garde et asseyez-vous hardiment.

A peine dans le bain vous saisirez le bol préparé près de vous.

Vous le remplirez aux deux tiers avec le robinet d'eau tiède, et ramenant le vase vers l'eau de la baignoire, vous remplirez et réchaufferez votre eau froide en y mêlant à peu près un tiers de l'eau du bain.

C'est alors qu'élevant le vase rempli au-dessus de votre tête, tout près des cheveux, vous laisserez tomber l'eau sur le devant du visage. Vous la verserez en nappe abondamment et souvent même d'un seul coup.

Vous verserez ainsi de quinze à vingt bols pendant les

douze à quinze minutes que vous resterez dans le bain.

Un bon nombre s'imaginent rendre l'ablution plus efficace en employant de l'eau toute froide : ils ont tort ; d'autres pensent qu'il est bon de faire tomber cette eau en jet sur la tête et d'une assez grande hauteur : ils ont tort, parfaitement tort ; l'eau trop froide appelle une réaction de chaleur qui tourne au détriment du malade ; l'eau versée en jet détermine une commotion inutile, un choc souvent mauvais.

— Nous vous comprenons parfaitement bien, docteur, me diront certains curés de campagne, et nous vous serions bien obéissants si nous pouvions prendre des bains ; mais, éloignés de la ville, perdus dans les montagnes ou dans les plaines, nous n'avons même pas de baignoire à notre disposition.

— Bien chers abbés, si vous n'avez pas de baignoires, il y a certainement des baquets à lessive dans votre village, il y a probablement de l'eau et des chaudrons pour la faire chauffer ; empruntez, faites allumer bon feu : à l'œuvre ! et baignez-vous.

Auprès du baquet rempli d'eau à **27** degrés Réaumur, on vous préparera sur une table une terrine pleine d'eau dégourdie, et à l'aide d'un vase quelconque vous pourrez parfaitement exécuter vos ablutions.

C'est avant le dernier repas qu'il faut, de préférence, prendre les bains antinerveux. — Je les intitule antinerveux, et je le démontrerai plus au long dans mon *Cours de médecine naturelle.* — On doit les prendre par série ; une série, c'est ce qu'on appelle saison aux bains de mer et aux bains thermaux. — On se baigne tous les jours une fois pendant environ trois semaines ; puis l'on s'arrête huit ou dix jours, et l'on recommence, s'il est besoin, une nouvelle série. Plus tard, on ne prend plus ce genre de bains que deux fois et même une seule fois par semaine, afin d'en économiser les bienfaits pour les moments de fatigue ou de tracasseries.

VIII. — Dernières recommandations.

J'aurais bien des choses à dire encore ; mais cet article dépasse les bornes des articles ordinaires. Ce qui me reste à indiquer rentre dans l'hygiène générale, et j'y reviendrai en temps et lieu.

Et d'abord, aux curés fatigués qui ne pourront prendre des bains avec lavages, je recommande les ablutions quotidiennes dont j'ai parlé.

— Je conseille de combattre la constipation, moins par des pilules et des drogues purgatives que par certains aliments relâchants. — Les épinards, les pommes cuites, les pruneaux, quelquefois un ou deux grands verres d'eau froide pris à jeun, immédiatement après la messe (ou mieux au réveil quand on n'a pas la messe à dire), suffisent pour déterminer des garde-robes. — Et puis surtout il faut y mettre de la volonté, de la persévérance, s'imposer une habitude. Besoin ou non, il faut se présenter à la garde-robe tous les jours à la même heure. Les premières fois peut-être ce sera sans résultats ; mais on en obtiendra bientôt par l'habitude.

Je conseille de porter la flanelle sur la peau afin de mettre le corps, si impressionnable quand il est exagérément nerveux, à l'abri des variations atmosphériques ; mais on doit quitter cette flanelle au lit afin de ne pas trop s'y accoutumer, et parce qu'au lit on ne change pas de température.

— Je l'ai dit, l'exercice physique est indispensable ; mais je ne veux pas qu'il soit poussé jusqu'à la fatigue. Le travail intellectuel, comme la vie sédentaire, ralentit et affaiblit tous les mouvements des organes ; puis il survient pendant le travail de l'intelligence une concentration cérébrale analogue à la concentration vitale déterminée par la digestion. Lorsque nous digérons, non-seulement les forces vitales, mais la chaleur naturelle s'accumulent et se concentrent vers l'estomac; quand nous travaillons de tête, une semblable concentration s'exécute, non plus sur l'estomac, mais vers le cerveau; de là des maux de tête et une effervescence générale.

L'exercice physique, en remettant partout le sang en circulation, opère un mouvement d'expansion qui combat efficacement l'effet concentrateur du travail intellectuel.

Je pense qu'il est inutile de distinguer ici l'exercice actif de l'exercice passif; l'exercice actif, c'est-à-dire celui que l'on prend soi-même dans une promenade ou dans des travaux manuels, dans les distractions de l'escrime ou du jardinage; l'exercice passif, c'est-à-dire l'exercice communiqué par le cheval ou par la voiture; mais ce qu'il m'importe d'enseigner, c'est le moment précis où cet exercice devient le plus salutaire : la voix publique et la plupart des médecins, la plupart même de tous les traités d'hygiène conseillent de prendre l'exercice immédiatement *après* le repas, et moi je vous dirai, en rappelant une plaisanterie de Molière : Nous avons changé tout cela. — Quand je dis nous, il faut tout de suite que je vous cite mon auteur, car on pourrait m'accuser de me charger de reliques : je tiens le précepte de M. Récamier.

L'exercice doit se prendre immédiatement avant le repas. Effectivement, je vous l'ai dit tout à l'heure, l'exercice physique a un effet d'expansion salutaire, il remet tout en ordre dans l'économie vitale; bien plus, en fouettant la circulation, il nous prédispose admirablement au grand acte de la digestion. La digestion est la fonction la plus importante pour l'homme animal, pour l'homme

6

qui veut vivre et se bien porter; aussi, après nous y être préparés par un sage exercice, après l'avoir remplie, cette fonction, il faut bien prendre garde que rien ne l'arrête, que rien ne la trouble. — Il faut, immédiatement après avoir mangé, éviter autant que possible toute fatigue intellectuelle et physique.

Enfin, il est une dernière question bien délicate, presque exclusivement religieuse, et qu'à moi, laïque, il appartient cependant de trancher.

Le maigre et le jeûne sont-ils obligatoires aux ecclésiastiques atteints de maladies nerveuses?

Consultez tous les casuistes, et ils vous diront : Rapportez-vous-en à votre médecin.

Le maigre débilite, et, en gardant deux jours d'abstinence, le vendredi et le samedi, le curé malade qui travaille toute la semaine à réparer ses forces par une nourriture substantielle perd souvent dans ces deux jours ce qu'il avait gagné dans les cinq autres, par la raison qu'on va plus vite à démolir qu'à bâtir.

Le jeûne est une pénitence imposée par l'Église; mais l'Église, en bonne mère, sait en dispenser ceux qui ne peuvent le supporter qu'au détriment de leur santé.

Voici ce que M. le professeur Récamier écrivait tout dernièrement à ce sujet :

Monsieur,

Vous me demandez mon opinion sur l'importance du choix des aliments pour chaque personne en particulier, et quelques bases pour les cas d'exemption légitime du maigre; voici ma réponse :

Faits.

1° Diverses personnes se trouvent mal du gras, et si elles insistent, l'usage des viandes, même blanches (de veau et de volaille), celui des viandes rouges (de bœuf et mouton), et surtout celui des viandes noires (de vieux pigeons, de canards, de vieux lièvres et de chevreuil) devient nuisible, et si l'on persiste, il se produit des accidents qui favorisent la manifestation de toutes les mauvaises dispositions personnelles, et par conséquent le développement des affections chroniques.

2° D'autres personnes ne supportent pas le régime végétal ni le poisson sans des inconvénients tout aussi graves que ceux dont je viens de parler au sujet du régime des viandes de différentes sortes. L'un, lorsqu'il fait maigre, vomit, l'autre a la diarrhée; celui-ci est constipé, l'autre a des flatuosités et des coliques; celui-ci est empoisonné par une patte d'écrevisse, cet autre par deux ou trois fraises. Je n'en finirais pas s'il fallait énumérer toutes les anomalies que j'ai observées.

Remarque.

Dans les deux cas, la personne dont le régime n'est

pas dans la convenance de sa constitution se trouve dans l'impossibilité de remplir les devoirs de sa position sociale, et par conséquent de son état, et voit sa santé s'altérer de plus en plus chaque jour, et son incapacité intellectuelle s'accroître en proportion, s'il s'obstine à suivre un régime alimentaire en opposition avec les convenances de sa constitution.

Conclusion.

D'après cela, lorsque je suis consulté, j'examine sérieusement l'exactitude des faits et l'importance des fonctions de la personne. Les faits constatés, je n'hésite pas à conseiller le genre de régime que commandent les convenances de la constitution, du sexe, de l'âge, de l'état ou des fonctions de la personne.

Agréez, etc.

RÉCAMIER.

Je sais bien qu'il y a ici des objections fort sérieuses à faire.

— Ne dois-je pas l'exemple à mes paroissiens?

— Que pensera de moi tout mon entourage?

— Je suis fort souffrant, c'est vrai ; mais j'ai bon visage, et personne ne me sait malade. Si l'on vient à savoir que je fais gras, on en sera scandalisé !

Monsieur le curé, vous devez l'exemple à vos paroissiens, par conséquent vous leur devez l'exemple de l'obéissance. L'Église vous dit : Consultez votre médecin, et faites ce qu'il vous conseillera. Le médecin consulté vous répond : Il faut faire gras ! il prend sur lui toute la responsabilité de cette prescription ; et quand le médecin lui-même se tromperait, votre conscience, à vous, doit être tranquille.

Je vais plus loin, et je pense que lorsqu'on a consulté un médecin consciencieux, et qu'il a défendu l'abstinence, on fait aussi mal en lui désobéissant que si l'on se permettait de faire gras pour motif de santé sans consultation préalable.

Quant au scandale qui peut en résulter, il faut y prendre garde, biaiser, aviser. Ainsi, j'admets que, dans un milieu ennemi, un ecclésiastique, quoique malade, se trouve obligé de faire maigre ; mais s'il est atteint d'une maladie nerveuse, si son médecin lui a recommandé de faire gras, il a bien le droit de se préparer à son repas maigre par un bon bouillon froid, par quelques cuillerées de gelée de viande, par quelque chose de substantiel. On avale cela comme un médicament, comme des pilules. — Quand on est obligé d'avaler des pilules, il n'est pas nécessaire de les avaler en public.

Lisez et méditez bien tous ces petits conseils, bons curés de campagne, vous surtout que les fatigues du ministère ont énervés outre mesure ; essayez, mettez en pratique ces quelques recommandations ; et si vous en retirez des avantages, si vous y trouvez quelque soulagement, si vous parvenez à rétablir votre propre santé, travaillez au succès de l'*Encyclopédie de la Santé.*

COMPLÉMENT

J'en étais là de mon travail et je le croyais à peu près terminé pour tout ce qui a rapport à l'hygiène du prêtre desservant, quand un heureux hasard me mit en rapport avec un des grands vicaires d'un diocèse fort important. Bienveillance et bons conseils, voilà ce que je trouvai chez cet excellent homme qui, après avoir lu ce que je disais sur l'hygiène du prêtre, me tint à peu près ce langage :

— Ce n'est pas mal, docteur, vous avez donné là des renseignements utiles; fasse le ciel qu'ils soient compris et que toutes vos prescriptions soient observées !

— Je suis heureux, monsieur l'abbé, de votre assentiment, car je vous l'avouerai, je me suis trouvé plus d'une fois fort embarrassé, j'ai eu peur de choquer un bon nombre d'ecclésiastiques, d'être mal jugé par les supérieurs de grands séminaires et de paraître ennemi, quand je suis pour le prêtre toute affection et dévouement...

— Pourquoi craindre, puisque vous ne dites que la vérité ?

— Eh ! toutes les vérités ne sont pas bonnes à dire.

— La plupart de celles que vous avez énoncées étaient dignes d'être répandues. Mais vous n'avez pas fini, mon cher docteur, et je suis bien aise de vous rencontrer pour vous le dire. Votre œuvre, si vous en restez là, sera tronquée, inachevée, incomplète ; vous ne parlez presque point de l'hygiène que doit suivre le curé depuis longtemps installé dans sa commune. Bon nombre savent allier l'exercice physique au travail intellectuel, mais bon nombre aussi sont casaniers, ne sortent de leur presbytère que pour les cas urgents, s'enferment et se morfondent toute la sainte journée dans leur cabinet de travail ; d'autres enfin, mais c'est l'exception, ne travaillent que par bourrasque, restent des mois entiers sans toucher d'autres volumes que le missel et le bréviaire, jardinent, voyagent et vivent littéralement de la vie des champs. Pendant ce temps-là, la mémoire se rouille, toute la portion intellectuelle semble prise d'une demi-léthargie, et, quand arrive l'obligation de travailler, la nécessité d'écrire un rapport ou de préparer un sermon, ces ecclésiastiques éprouvent une difficulté fort compréhensible, difficulté qui va parfois jusqu'à les faire reculer devant une besogne utile et importante. Il faut leur dire tout cela.

— Je le ferai, monsieur l'abbé.

— Et puis, il est deux graves questions que vous ne pouvez vous dispenser de traiter, le binage et les rapports de civilité entre le curé desservant et ses différents paroissiens.

— Hum ! hum ! Vous me donnez là une tâche difficile, vous me demandez des discussions bien délicates.

— J'en conviens, mais voulez-vous être utile au clergé, oui ou non ?

— Oh ! de tout mon cœur !

— Eh bien ! faites ce que je vous demande ; allez-y simplement, naïvement, et, une fois que vous serez entré dans ces questions, elles vous sembleront moins terribles que vous ne le pensiez.

J'ai consenti, j'ai promis, je veux tenir.

DU BINAGE

I. — Notre opinion sur le binage.

Je n'y vais point par quatre chemins; tant pis si la pilule est difficile à avaler, mais je ne crois pas nécessaire de l'argenter. L'excellent ecclésiastique qui nous a poussé à cette dissertation nous a recommandé d'y aller franchement. Ne doit-on pas la vérité tout entière à ses plus intimes amis?

A mon avis, *le binage*, considéré au point de vue de l'hygiène, *est une faute dangereuse, une plaie réelle pour le clergé.*

Certes, je comprends le zèle religieux et les saintes ardeurs de ces bons missionnaires qui, au prix de leur santé, de leur vie même, vont porter aux peuplades éloignées les grandes vérités de l'Évangile. J'admire comme tout le monde les héroïques sacrifices des martyrs de la foi, mais la plupart des ecclésiastiques qui desservent deux paroisses à la fois, tout en se ruinant la santé, deviennent incapables de remplir toutes les charges de leur ministère, et voilà tout. Il n'y a plus là ni martyre, ni dévouement, ni sacrifice; il y a faute contre l'hygiène, imprudence, conduite dangereuse. Expliquons-nous bien.

Un homme ne peut pas vivre sans manger; il faut qu'aux déperditions incessantes nécessitées par les dépenses obligées d'une organisation vivante on sache opposer une sage réparation alimentaire. Si l'homme se fatigue, agit, marche, ou parle beaucoup, quand il est à jeun, il éprouve une prostration plus ou moins sensible et le besoin d'avoir recours à quelque reconfortant, car le travail intellectuel et physique double les dépenses dont nous parlions tout à l'heure; en conséquence, il exige une recette ou, pour parler plus simplement, une alimentation réparatrice.

Eh bien, le prêtre qui se charge de desservir deux paroisses à la fois; qui, à chaque fête, à chaque dimanche, est contraint de dire double office, une messe ici, puis une messe là-bas, messe chantée le plus souvent, prône, confession, etc.; ce prêtre, obligé de remplir à jeun toutes ces importantes fonctions, en éprouve une fatigue toute naturelle, qui peu à peu mine sa santé et va quelquefois jusqu'à diminuer ses ressources intellectuelles.

— Mais, en vérité, vont me dire les ecclésiastiques partisans du binage, vous exagérez étrangement les inconvénients d'un jeûne subi une seule fois la semaine; à combien de gens n'arrive-t-il point de ne manger jamais avant midi, et ces personnes ne s'en portent pas plus mal! Bien des hommes, lancés dans la tourmente industrielle, les négociants, les commerçants, jeûnent plus que nous pour la réussite de leurs affaires. Ne pouvons-nous point jeûner de loin en loin pour les grandes affaires du bon Dieu!

Permettez, messieurs, permettez. Les négociants dont vous me parlez, les jeûneurs imprudents, c'est-à-dire ceux qui ne prennent l'habitude de ne jamais manger avant midi, n'ont point à remplir dans une matinée les graves et fatigantes fonctions qu'un prêtre remplit le matin de chaque dimanche. Voyons, est-ce qu'un prône à préparer, des confessions à entendre, une grand'messe à chanter ne sont pas, au point de vue hygiénique, de grandes et fatigantes occupations?

Il y a fatigue physique et fatigue morale, car la conscience est là; la responsabilité pèse; il s'agit de bien diriger un troupeau souvent difficile à conduire. C'est au berger que le grand maître demandera compte un jour de toutes les brebis qu'il lui avait confiées...

Donc, au jour du dimanche, quand le pasteur se trouve entouré d'un bon nombre de ses paroissiens, momentanément arrachés aux travaux des champs, c'est le moment où il doit agir, avertir, conseiller, prévenir, instruire, convertir, s'il est besoin! Donc, cette matinée du dimanche devient d'une importance majeure, puisque c'est le moment de l'action, l'instant de ces batailles toutes pacifiques dont les conquêtes sont représentées par toutes les âmes gagnées au Seigneur. Donc, enfin, cette matinée du dimanche doit essentiellement préoccuper le prêtre desservant et, après l'avoir préoccupé, elle doit le fatiguer, c'est inévitable.

Que de fois de jeunes prêtres, venus pour prendre consultation dans mon cabinet, m'ont naïvement avoué que la charge était pesante, le travail dur, et que la situation réelle était bien différente des situations factices que l'imagination leur représentait pendant les réflexions du grand séminaire.

Mon Dieu! mon Dieu! je ne veux décourager aucun dévouement, et je m'en voudrais beaucoup si tout ce que je dis ici était capable d'entraver le zèle de la jeunesse cléricale, capable d'amortir l'ardeur des ministres de Dieu. Mais il me semble que la franchise en pareille circonstance est plus profitable que toutes les comédies diplomatiques qui tendent à farder la vérité. Un bon soldat, que l'on envoie en campagne et à qui l'on dit : — l'expédition est difficile, l'ennemi est redoutable ; allez, marchez, avancez, tâchez de triompher, mais cependant prenez garde un peu ; — est bien plus fort au moment du péril qu'un pauvre batailleur, trompé par de faux renseignements, qui s'était imaginé en prenant les armes marcher à une bataille de parade, qui croyait simplement figurer dans un conflit sans importance, et qui, tout à coup, voit surgir devant lui des dangers incessants, une guerre redoutable. Surpris alors parce qu'on ne lui a pas dit la vérité, le combattant peut trembler et prendre la fuite. — Nous ne voulons pas que, dans les pacifiques batailles destinées à gagner les âmes et à ramener les hommes aux pratiques religieuses, il y ait surprise, il y ait terreur, il y ait déroute surtout, c'est pour cela que nous croyons nécessaire de prévenir le jeune clergé de toutes les difficultés, de toutes les fatigues physiques et morales qui s'opposent à leur religieuse mission, qui entravent nécessairement leur ardeur, leur dévouement et leur courage.

« — La tâche est difficile....

— Tant mieux !

— Les obstacles sont nombreux et la carrière est dangereuse....

— Nous n'avons peur de rien, car le Seigneur est avec nous !

—Avancez alors, accomplissez votre mission ; puisse le ciel récompenser votre zèle et bénir tous vos efforts ! »

Cela ne vaut-il pas mieux cent fois que de dire à un jeune ecclésiastique : A l'œuvre, frère ! La besogne est sainte et facile, la mission est agréable et charmante ; vous êtes l'envoyé du Seigneur, le représentant du bon Dieu sur la terre ; vous allez être accueilli avec enthousiasme par tous vos paroissiens.

A toute cette faconde, hélas ! succède bien vite la triste réalité, et le jeune prêtre, qui n'était point préparé au choc ni aux difficultés, peut être pris d'un découragement qui refroidira son zèle et sera capable d'entraver toute sa carrière.

II. — Quand un fardeau pèse déjà, deux semblables pèsent bien davantage.

Oui, c'est une délicate mission que celle du prêtre envoyé pour instruire, consoler et ramener aux pieuses pratiques les populations de nos campagnes.

Toutefois cette religieuse carrière a ses encouragements et ses récompenses. Il est si bon de se pouvoir dire : J'ai tiré mon frère d'un abîme, j'ai ramené à Dieu des gens qui, sans mes exhortations, seraient morts peut-être dans les ténèbres de l'irréligion...

Et puis, chaque jour, un prêtre zélé peut constater le gain qu'il a fait, les victoires qu'il a remportées, sainte et douce conquête qui inonde le cœur d'une joie délicieuse et semble imprégner l'âme d'un céleste parfum.

— Quand je suis arrivé dans cette paroisse, l'église était déserte, les sacrements n'étaient presque pas fréquentés. Maintenant, chaque dimanche, la maison du Seigneur se remplit de gens qui pratiquent. A la veille de certaines fêtes, les tribunaux de la pénitence sont assiégés, on communie fréquemment, mes paroissiens malades n'ont plus peur de ma visite. Allons, allons! les semences de religion que j'ai jetées en arrivant ici n'ont point été stériles; elles prospèrent et fructifient. Merci, Seigneur! merci, mon Dieu !

Mais, enfin, les difficultés sont incontestables, les fatigues considérables, les actions, occupations et préoccupations fort multipliées. Un prêtre zélé et bien portant peut renverser tous ces obstacles, mener à bien tous ces travaux, et porter sans fléchir le fardeau de son religieux ministère.

Mais, si au lieu d'un fardeau vous en mettez deux, deux à peu près aussi lourds l'un que l'autre, peut-être bien qu'aux premiers jours le prêtre, dépensant toute son énergie et tout son courage, ne paraîtra pas fléchir beaucoup; mais regardez-le, et, peu à peu, à la longue, vous le verrez ployer sous la tâche et vous pourrez constater que, chez lui, la résistance et la force vont en diminuant et finissent par se perdre tout à fait.

Sauf certains colosses de santé, sauf les hommes doués de certains tempéraments exceptionnels, je pose en fait que tout prêtre obligé de biner, c'est-à-dire de conduire deux paroisses à la fois, perd immanquablement la meilleure partie de sa santé. Avec la santé détruite, les difficultés intellectuelles apparaissent, et les délicats travaux du saint ministère deviennent presque impossibles. Vous allez me comprendre.

Franchement, s'il ne s'agissait que de prêcher pendant un quart d'heure, une demi-heure, de chanter une messe qui dure une heure tout au plus, d'entendre quelques confessions, ce ne serait point une charge exagérément lourde; mais à chaque paroisse, si petite qu'elle soit, est ajoutée une *charge d'âmes*, qui devient toujours plus ou moins pesante; il faut non-seulement instruire les enfants, réconcilier les ennemis, mais il faut visiter, soigner et consoler tous les malades.

— Ce sont des gens peu pratiquants et qui malheureusement ne nous dérangent pas beaucoup.

— S'ils ne vous appellent pas, monsieur le curé, c'est vous qui devez les aller chercher; la religion vous y engage et votre devoir vous l'ordonne.

Ainsi le prêtre qui accepte un binage a charge d'âmes dans les deux paroisses qu'il entreprend de desservir, et, sous prétexte que l'autre paroisse est située à une ou deux lieues du presbytère qu'il habite, de la localité qu'il regarde spécialement comme son domaine, sa demeure, sa résidence, le prêtre ne doit point reculer quand il s'agit d'aller voir des malades, instruire des ignorants et ramener au Seigneur des gens qui n'attendent souvent qu'une bonne parole pour s'humilier et se convertir. Donc, après avoir visité sa paroisse, il lui faut courir bien vite à la paroisse adjacente. Deux lieues pour aller, deux lieues pour revenir ! On dit que l'exercice est bon à la santé, mais celui-là n'est-il pas trop violent ?

Ainsi précisons bien :

Le binage est nuisible à la santé par toutes les préoccupations morales qu'il doit nécessairement engendrer.

Le binage est funeste à la santé, parce qu'il oblige un prêtre à subir chaque dimanche, sans précaution, sans résistance, c'est-à-dire à jeun, une fatigue physique et morale qui devient promptement désastreuse.

Mais le binage est encore terrible pour la santé, par l'obligation qu'il impose au prêtre de faire chaque jour des courses, des voyages, de longues et lointaines visites. — Supposez une mère ayant deux enfants malades, éloignés l'un de l'autre d'une ou deux lieues. — Autour de ces enfants, personne qui puisse remplacer la mère de famille, et, par la gravité même des maladies frappant sur ces enfants, impossible de les transporter et de les réunir !

En conséquence, voilà cette femme qui court de l'un à l'autre, qui, non-seulement se fatigue par le chemin qu'elle parcourt, mais s'épuise par l'exagération de ses inquiétudes.

Dans la route, elle se dit : Oh ! comment vais-je trouver celui-là ? puis tout d'un coup il lui vient un scrupule : N'ai-je point eu tort de quitter celui-ci ? Allons ! courons ! nous verrons, et je reviendrai bien vite.

Elle se presse exagérément, la malheureuse mère ! puis, si ses jambes agissent, sa tête bouillonne, son cœur est tout en feu ; elle arrive haletante, elle examine, elle interroge, elle se rassure ou elle s'effraye, et presque aussitôt vient l'instant de la séparation et du départ.

De bon compte, croyez-vous qu'une femme puisse subir longtemps de si terribles épreuves sans tomber malade et sans périr à la peine?

Eh bien, le pasteur du village qui accepte la direction de deux paroisses et qui aime ses paroissiens comme une bonne mère aime ses enfants, se met forcément, sciemment, de gaieté de cœur, dans la terrible situation que je viens de décrire. Alors ses forces s'épuisent, le courage ne l'abandonne pas, mais il dépense tant de richesses vitales dans le courant d'un mois, d'une année surtout, que, lorsqu'il devrait être dans la force de l'âge, il est épuisé, fourbu, valétudinaire. — Que d'ecclésiastiques sont vieillards à trente-cinq ou quarante ans!

III. — Autres considérations.

Je vous le répète, monsieur le curé, votre santé ne vous appartient plus. Vous devez tâcher de la conserver, vous devez la protéger et la défendre, non pas seulement pour vous, mais pour la gloire du Dieu dont vous êtes devenu le ministre, mais pour le bien, pour la conversion souvent des paroissiens que l'autorité ecclésiastique vous a confiés.

Mieux que personne vous devez comprendre quelle est l'importance d'une direction religieuse et morale, mieux que personne vous pouvez apprécier l'important trésor des sacrements. Donc il s'agit de rester assez valide pour instruire, diriger votre paroisse, pour exciter à la réception des sacrements les âmes oublieuses et tièdes, les indifférents et les pécheurs.

Quelques ecclésiastiques m'objecteront peut-être :

— Plus nous exerçons, plus nous acquérons d'expérience ! Une seule paroisse ne suffirait point à notre activité. . nous ne sommes jamais plus ardents, plus habiles, que lorsque les affaires abondent, lorsqu'il faut arriver près de nos paroissiens comme un général à une conquête, c'est-à-dire à travers les obstacles physiques et moraux ! L'exercice nous fait du bien, les difficultés nous animent, et nous ne sommes jamais plus heureux dans nos exhortations, dans nos prières ou dans nos simples conversations, que quand la fièvre momentanée d'une fatigue gymnastique vient stimuler notre cerveau.

— Très-bien, messieurs ! Oui, pendant trois ou quatre ans, vous pourrez administrer convenablement deux et même trois paroisses ; mais vous y dépenserez toutes les forces vitales, toute la résistance physique nécessaire au reste de votre vie.

L'arc ne peut pas rester toujours tendu ; le système nerveux, mis sans cesse en stimulation, devient d'une tyrannie redoutable, les forces matérielles attaquées et dépensées avec une prodigalité malheureuse, après avoir résisté quelques mois, une année ou deux, finissent par fléchir.

Il est constaté qu'un jeune ecclésiastique obligé de biner, c'est-à-dire de diriger deux paroisses, dès qu'il remplit tous les devoirs que cette délicate situation lui impose, ne peut rester bien portant plus de trois à quatre ans.

Or, avec la mauvaise santé arrivent des obstacles inattendus : il faudrait aller au confessionnal ; le pauvre pasteur est obligé de rester dans son lit !... On vient d'une ferme lointaine pour chercher le ministre de l'Évangile, et le serviteur de Dieu, terrassé par la souffrance, épuisé par son travail, abattu par ses excès apostoliques, ne peut aller consoler, fortifier et bénir le malheureux qui souffre, parce qu'il souffre beaucoup lui-même et que son paroissien demeure trop loin.

Ainsi le binage n'est pas seulement contraire à la bonne santé des ecclésiastiques, il est souvent contraire à la bonne direction des deux paroisses dont un ecclésiastique est chargé. Tout à l'heure, en effet, je ne représentais que des difficultés physiques ; mais que de méchants prétextes à l'abstention des saintes pratiques ? Que de difficultés morales s'opposent, en pareil cas, aux bienfaisants succès de la religion ?

— J'irais bien trouver M. le curé, disent tels ou telles, mais il est si occupé là-bas et il demeure si loin !

— C'est tout de même bien fâcheux de n'avoir pas monsieur le curé près de chez soi, dit langoureusement une mère de famille, mon fils aîné est bien malade, et je suis sûr que sa présence l'encouragerait ; et puis notre fille s'est mise hier au lit, et ce matin l'officier de santé a fait une laide grimace, ça l'a beaucoup inquiétée, cette enfant, elle a si grande confiance dans M. le curé, qui lui a fait faire sa première communion l'an dernier, que s'il pouvait venir nous voir, il la consolerait bien vite. Malheur, hélas ! mauvaise chance ! Impossible d'aller chercher le bon prêtre. Il demeure beaucoup trop loin.

— Mère Jeanne, il faudrait faire venir M. le curé pour votre vieux papa ; vous verrez que cela lui fera du bien. — Impossible, voisine, il y a plus d'une lieue d'ici chez lui ; qui est-ce qui soignerait mon malade pendant que j'irais au presbytère ; c'est, en vérité, par trop loin.

— Pourquoi, mon bon Jacques, n'allez-vous pas à l'église ? demandait une excellente dame à l'un des habitants du village où elle passait la belle saison.

— Ma fine, madame, je vous avouerai que je n'ai jamais été bien chaud pour la chose ; cependant j'irais à la messe le dimanche tout comme un autre, mais, primo et d'un, c'est à peine si je connais M. le curé, et ça se conçoit ; comme il demeure fort loin d'ici, il n'y arrive que pour les cas pressés, pour les offices, pour voir les malades en danger, pour marier et baptiser ceux qui en ont besoin, et puis, dame, il se sauve bien vite ; secondo et de deux, ça me vexe de voir qu'on ne nous a pas jugés dignes d'avoir un curé pour nous tous seuls...

J'admets que toutes ces exclamations, comme toutes ces réponses, soient de piètres raisons, de mauvais prétextes ; mais il n'en est pas moins vrai que certaines difficultés inhérentes au binage servent souvent ainsi aux gens qui pratiquent mal ou ne pratiquent pas, pour excuser leur irréligieuse conduite.—A ce point de vue, par conséquent, le binage présente encore des inconvénients.

IV. — Il peut y avoir nécessité cependant.

Je le sais, il existe certains diocèses dont le clergé n'est point nombreux ; non-seulement les prêtres n'y sont pas en nombre suffisant ; mais parmi ces braves soldats de l'Évangile, il y a toujours plus d'un malade, plus d'un blessé.

Souvent un prêtre meurt, ou bien un prêtre est obligé de quitter le saint ministère parce qu'il ne se trouve plus assez valide pour en supporter les religieuses fatigues. Alors, si un autre prêtre n'est point là pour remplacer le curé absent, il en résulte une paroisse déserte, des fidèles sans guide, un troupeau sans pasteur.

Je comprends très-bien qu'en pareille circonstance le curé desservant la paroisse voisine offre à son évêque d'aller au secours des abandonnés et ne recule point devant les inconvénients du binage.

V. — Voyons ce qu'il doit faire alors.

Je veux qu'un ecclésiastique, obligé *momentanément* au binage, se persuade bien qu'il entreprend une œuvre essentiellement fatigante, une mission terrible pour ses forces physiques et morales, un travail incontestablement contraire à sa santé.

Sans doute, en cas de nécessité, il y aura bénédiction du ciel, secours spécial de la Providence, en un mot *grâce d'état*. Mais, d'une part, il faut qu'il y ait obligation réelle, qu'un excès de zèle n'aveugle point, et que des calculs illogiques ne soient pas les causes déterminantes du binage.

Expliquons-nous.

Certes, les excellents curés qui desservent nos campagnes ne sont pas riches, et, en envisageant leur position pécuniaire au point de vue religieux, ils ont bien le droit de se dire : Nous pouvons espérer les tendresses du Maître du monde, les prédilections du Seigneur, nous faisons manifestement partie de cette grande classe de chrétiens qui, par leur gêne, leur pauvreté, leurs souffrances matérielles, deviennent les préférés du bon Dieu.

Mais, après cette réflexion consolatrice, le bon prêtre en fait souvent une autre :

— Si j'avais seul à souffrir, je m'embarrasserais peu de mes faibles appointements, de mes trop modiques ressources. Hélas! ma pauvre paroisse est encombrée d'indigents, j'y trouve à chaque instant des gens bien plus pauvres que moi qui ont besoin d'être aidés, soulagés, nourris, secourus; avisons aux moyens d'obtenir une rémunération un peu plus forte afin de ne pas toujours arriver la bourse vide chez des frères qui manquent de pain..., il le faut de par la charité, il le faut aussi pour l'honneur de la religion dont je suis le ministre. Les aumônes fécondent admirablement les évangéliques enseignements, elles rendent fertiles, et par conséquent éloquentes, les simples mais religieuses paroles... Si je demandais d'administrer deux paroisses au lieu d'une? je serais un peu mieux rétribué, et alors je pourrais donner beaucoup plus qu'il ne m'est possible de le faire dans la présente situation...

Je suis persuadé que des raisonnements de cette nature poussent un bon nombre d'ecclésiastiques à solliciter la faveur de biner. — Excellents prêtres, ils savent qu'ils se fatigueront outre mesure, qu'ils y perdront une partie de leur santé, qu'ils se tueront peut-être, peu leur importe ; ils vont, ils sollicitent, ils essayent, ils avancent, parce qu'ils ont cru qu'il était de leur devoir d'avancer.

Il est possible que je me trompe, mais il me semble qu'il y a là un sophisme, c'est-à-dire que le raisonnement fait fausse route.

Si, chargé d'une seule paroisse, vous vous trouvez avec de trop minimes appointements pour en soulager tous les malheureux, croyez-vous donc que vous pourrez devenir plus pécuniairement charitable parce qu'au lieu d'une paroisse vous en administrerez deux? Mais dans cette seconde paroisse il y aura des pauvres aussi. Or, si faibles que soient vos honoraires dans la cure que vous occupez en titre, vous n'en trouverez que de plus minimes encore dans la paroisse où vous irez biner ; par conséquent vous prendrez double charge sans arriver à double ressource. —Où sera l'amélioration, le mieux-être, l'avantage? Si vous recevez un peu plus d'argent, — très-peu, hélas! — vous aurez bien plus de pauvres à secourir ; car, enfin, dès que vous êtes chargé de deux paroisses, vous avez les mêmes obligations dans l'une que dans l'autre.

Donc la charité bien entendue me paraît défendre elle-même le binage, quand ce binage n'est point absolument nécessaire. — Vos pauvres souffriront de votre pauvreté, c'est possible ; mais ne souffrez-vous pas de la leur? et il me semble à moi que dans cette souffrance, saintement supportée, il y a plus de sacrifices et de mérites que dans un zèle exagéré capable de vous ôter les forces dont vous avez tant besoin.

La nécessité d'un binage ne saurait être bien jugée par les ecclésiastiques qui sollicitent la permission d'en affronter les fatigues, attendu que dans une cause on ne peut être juge et partie. — C'est aux autorités ecclésiastiques qu'il faut s'en rapporter entièrement à ce sujet.

Attendez que l'on vous demande, que l'on vous engage, que l'on vous ordonne, mais sans prier, sans pétitionner, sans réclamer rien, parce que, dans vos prières, dans vos démarches, il pourrait se glisser quelques erreurs de charité; mais aussi, dès que l'évêque a parlé, agissez, obéissez sans crainte, car il y a nécessité manifeste, et, encore une fois, vous obtiendrez grâce d'état !

D'autre part, suivant le dicton que j'ai déjà rappelé : *Aide-toi et le ciel t'aidera*, il est urgent qu'un prêtre obligé de biner prenne toutes les précautions nécessaires pour que le binage ne soit contraire que le moins possible à sa santé. En conséquence il lui faudra un règlement exceptionnel,

— Pour son régime alimentaire.

— Pour sa gymnastique habituelle.

— Et pour les travaux de l'intelligence.

Enfin, j'ai à lui recommander certaines rubriques que j'intitulerai *Moyens adjuvants*.

VI. — Du régime alimentaire.

Buffon a dit que le cheval était, sans contredit, la plus noble conquête de l'homme. Or quiconque s'adonne à l'équitation et à la curieuse étude du cheval sait parfaitement qu'un cheval obligé de faire un long travail doit être nourri une fois, quelquefois deux fois plus que les chevaux de luxe, qu'on laisse la plupart du temps à l'écurie. Le noble animal, astreint à des labeurs quotidiens, mange trois ou quatre fois plus d'avoine que les chevaux choisis pour les oisifs passe-temps de l'opulence. De même...

Mais prenons une comparaison plus humaine, et plus honnête par conséquent !

Un soldat simplement obligé aux travaux ordinaires de la caserne n'a qu'une ration alimentaire fort modeste, qui cependant lui suffit toujours ; mais, dès que ce soldat se met en marche, aussitôt surtout qu'il affronte les fatigues de la guerre, les émouvants et fatigants travaux de ce qu'on appelle une campagne, on a soin de lui donner, non-seulement une solde plus forte, mais une ration presque double et l'adjonction d'une liqueur alcoolique essentiellement tonifiante.

Certainement un bon curé de campagne se trouve, pour ainsi dire, à la bataille et à la corvée tous les jours ; mais il y est résigné d'avance et il y résiste facilement, aidé qu'il est par une sage et constante habitude.

Mais, pour le prêtre obligé momentanément aux fatigues du binage, la charge est double, la fatigue se multiplie, et il est essentiel qu'une alimentation, franchement réparatrice, lui donne les forces nécessaires pour remplir convenablement sa mission.

Ainsi, au lieu de deux ou trois repas, j'en voudrais quatre pour les curés obligés de biner, non pas quatre repas comme on les fait au collége ou au séminaire, c'est-à-dire que dans ces quatre il ne faut point deux repas escamotés, esquissés, pour ainsi dire, par la simple ingestion d'un morceau de pain. Je pense que trois au moins de ces repas doivent être abondants et substantiels. Le repas du matin, c'est-à-dire le déjeuner, le repas placé au milieu du jour, autrement appelé dîner ; enfin, le dernier de tous, c'est-à-dire le souper.

Quant au quatrième, qui se trouve placé entre le dîner et le souper, et que l'on appelle vulgairement un goûter, il peut être réglé suivant l'appétit et les facultés digestives des individus.

Sous le nom d'alimentation substantielle, j'entends des repas qui ont pour base des viandes succulentes, de bon bouillon, du pain rassis, des légumes et des fruits doux.

Mais avec les solides il ne faut point oublier les liquides. Les boissons alcooliques viennent en aide aux personnes qui travaillent physiquement et moralement. Si je les ai défendues aux prêtres atteints de maladies nerveuses, j'ai eu soin d'en donner les raisons. J'en recommande l'usage, au contraire (bien entendu un usage modéré, hygiénique), aux prêtres obligés d'aider leur zèle, leur ardeur, leur dévouement, par des forces vitales et une résistance physiologique qui les rendent capables d'affronter sans danger les fatigues du binage.

Bien plus, je conseille aux prêtres obligés de biner de placer leur dernier repas du samedi aussi tard que possible, entre dix et onze heures du soir, par exemple; car, de cette façon, au matin du dimanche, au moment où ils seront contraints de commencer leur sainte besogne, ils se trouveront encore lestés, nourris, résistants, ils pourront, non-seulement jeûner sans difficulté, c'est-à-dire ne rien manger jusqu'à l'heure de midi, mais il leur sera permis de parler, chanter, prêcher, sans qu'il en résulte pour eux de grands inconvénients.

VII — Gymnastique, exercices physiques.

Un prêtre obligé d'administrer deux paroisses est contraint de marcher beaucoup, c'est-à-dire de prendre chaque jour un exercice physique considérable; c'est pourquoi il faut que cette gymnastique nécessaire soit sagement et hygiéniquement distribuée.

Beaucoup d'ecclésiastiques obligés au binage veulent

remplir dans une seule matinée toutes leurs obligations, afin d'avoir dans l'après-midi quelques heures de liberté, qu'ils puissent consacrer à l'étude ou bien à un pardonnable repos. En conséquence, ils se lèvent dès cinq heures du matin; ils se présentent à leur église, pour y dire la sainte messe, une heure ou une heure et demie après, c'est-à-dire après le temps nécessaire à leur toilette, nécessaire à leurs prières quotidiennes; à la suite de leur messe, ils entendent les confessions, et puis, sans même rentrer à leur presbytère, ils se mettent en campagne, à pas pressés, en marche accélérée; ils visitent deux ou trois des malades qui résident dans le village où ils viennent de dire la messe; ils voient çà et là deux ou trois clients, trois ou quatre individus qui leur sont spécialement recommandés, et puis ils courent à de nouvelles fatigues, c'est-à-dire que bien souvent, pour visiter leur seconde paroisse, ils sont obligés de faire trois, quatre, jusqu'à cinq et six kilomètres. Dans cette nouvelle contrée, ils trouvent les mêmes travaux, les mêmes labeurs, les mêmes fatigues. Aussi, quand tout est terminé, quand ils se remettent en marche pour retourner à leur presbytère, où ils doivent trouver un repas plus ou moins réconfortant, ils sont épuisés de toutes les façons.

Rentré chez lui, le bon prêtre, harassé, surmené, fourbu, en quelque sorte, n'éprouve souvent aucun appétit, il mange mal, par conséquent il répare plus mal encore, attendu que, dans un corps fatigué outre mesure, l'importante fonction qui produit la grande transformation digestive devient pénible, laborieuse, et réclame bien souvent des secours artificiels.

J'invite les ecclésiastiques obligés d'administrer deux paroisses à ne point réunir et agglomérer dans un seul lot toutes les fatigues physiques et morales que peuvent nécessiter leurs sacerdotales occupations.

Qu'ils visitent, instruisent et consolent, ici le matin, et là dans l'après-midi; c'est-à-dire qu'ils attendent et sachent mettre entre leurs différents travaux des temps d'arrêt et des intervalles raisonnables.

VIII. — Travaux de l'intelligence.

Que voulez-vous, messieurs? vous réduirez de beaucoup vos études, vous suspendrez momentanément une bonne partie de vos recherches, vous écrirez très-peu de sermons; ce n'est pas moi qui vous l'ordonne, c'est la situation, ce sont les obligations que vous a données l'autorité ecclésiastique. On ne peut sonner la cloche et aller à la procession, dit un proverbe. Les travaux de l'intelligence sont incompatibles avec les fatigues matérielles. C'est là ce dont un prêtre desservant doit se persuader quand il est appelé aux labeurs du binage.

J'ai dit que, si ces labeurs étaient véritablement nécessaires, il arriverait au prêtre qui les affronte une résistance inattendue, une force inaccoutumée, une véritable grâce d'état.

Je prétends que, par la même raison, le prêtre obligé de biner peut, sans péril pour son intelligence, la sevrer momentanément d'études et de recherches.

Eh! mon Dieu! le soldat qui court à une bataille n'en reste pas moins fait aux exercices de parade, aux manœuvres militaires que nécessitent les revues et les défilés. Mais, tant qu'il se bat, il s'embarrasse peu de la charge en douze temps, des pas accélérés et de toutes les rubriques du genre; il court, il obéit, il attaque ou il se défend; il n'ambitionne qu'une chose, rester vainqueur : là est son devoir, son unique but.

Le but, le devoir d'un ecclésiastique obligé d'administrer deux paroisses à la fois est de sacrifier à cette mission ses goûts d'étude et ses travaux de cabinet. Plus tard, il reviendra à ses laborieuses recherches, aux réflexions que nécessite toute la besogne de l'esprit.

Qu'il ne se préoccupe de rien, dès que le binage lui a été commandé par l'autorité ecclésiastique, son devoir est d'y consacrer toutes ses forces, sa mission est de s'y adonner tout entier. Mais, je l'ai dit et je le répète, en pareille circonstance il y a grâce d'état : l'intelligence, sans être labourée, ensemencée, cultivée enfin, c'est-à-dire soumise à tous les travaux qui lui sont nécessaires comme les aliments sont nécessaires au tube digestif, comme la gymnastique est indispensable à tout le système locomoteur; l'intelligence, dis-je, ne perd aucune de ses bonnes dispositions, aucune de ses précieuses tendances, tant et si bien que, les épreuves du binage étant finies, le prêtre qui s'y est dévoué n'est point dans la situation des paresseux qui n'ont rien étudié par la seule raison qu'ils aiment à ne rien faire. Il retrouve tout de suite son aptitude au travail intellectuel.

IX. — Moyens adjuvants.

J'appelle moyens adjuvants la nourriture substantielle et les boissons toniques que j'indiquais un peu plus haut, puis j'appelle moyens adjuvants surtout certaines précautions que les circonstances rendent importantes, certaines rubriques que la situation rend nécessaires.

Ainsi, non-seulement le prêtre qui dirige plusieurs paroisses est contraint de chercher dans une nourriture plus substantielle des forces vitales plus considérables, plus résistantes, mais il lui faut encore demander cette résistance à l'importante réparation du sommeil. Un prêtre qui bine doit se résigner à dormir une ou deux heures de plus qu'il ne dormirait sans l'obligation où il se trouve.

La gymnastique habituelle du prêtre contraint d'administrer deux paroisses détermine souvent chez ce brave
soldat de l'Evangile une abondante transpiration. Gare
aux refroidissements ! gare aux rhumatismes ! Il est urgent
qu'en rentrant chez lui le bon prêtre change de linge et
mette bien vite à la porte toutes les chances de maladie.

Enfin, à tous les gens surchargés d'ouvrage, obligés de
parcourir le dédale de travaux multipliés, je conseille un
talisman, un fil cent fois plus sûr que celui d'Ariane, une
précaution utile dans tous les temps et dans tous les états :
qu'ils se fassent un petit règlement, c'est-à-dire qu'ils se
tracent chaque matin une espèce de plan de conduite :

— J'irai ici, puis j'irai là ; je pourrai consacrer tel
temps dans cette localité, rester tel autre temps dans la
localité voisine ; puis, en revenant à telle heure, j'aurai le
loisir de faire telle démarche, telle course, telle visite.

De l'ordre, de la prévoyance !

L'ordre économise les forces ; la prévoyance les multiplie.

PASTEUR ET PAROISSIENS

I. — Vive le zèle! Vive la charité!

Après tout ce que j'ai dit du dévouement nécessaire et de l'ardeur indispensable à tous les ministres de l'Évangile, je serais bien peu logique en venant recommander maintenant la froideur et l'indifférence. Les prêtres ne sont-ils pas les disciples du Dieu qui disait : Un bon pasteur doit donner sa vie pour ses brebis?

Oui, le curé d'une paroisse doit être tout entier à ses paroissiens. Son expérience, sa résistance physique, tout en lui leur appartient. Mais il faut de la raison en toute affaire, il ne s'agit point de se dévouer sans motif, de sacrifier sa vie quand ce sacrifice est inutile. L'intérêt de tous doit toujours passer avant l'intérêt d'un seul, et quand, poussé par son cœur, un prêtre desservant est tenté de mettre sa santé en péril pour un motif trop minime, quand il se sacrifie pour un seul individu, au moment où bon nombre d'autres l'appellent, ont besoin de son aide, de ses conseils et de son dévouement, le bon ecclésiastique a tort.

A plus forte raison il commet une faute quand, par bonté d'âme, il ne fait point assez respecter ni sa personne ni son religieux habit.

Les besoins sont-ils pressants et multipliés dans votre paroisse? oh! courez, monsieur le curé, multipliez-vous.

Bon nombre de pauvres gens, dont les intérêts spirituels vous sont confiés, souffrent-ils dans leurs intérêts matériels? la misère avec tout son cortége de tortures est-elle arrivée un vilain jour dans le pays que vous habitez; est-elle entrée dans un grand nombre de chaumières, et, frappés par cette sinistre visiteuse, beaucoup de vos voisins souffrent-ils de la faim et du froid? en route! à l'œuvre, digne ministre du Sauveur Jésus. Appelez au secours, quêtez, demandez, faites-vous mendiants, en quelque sorte, et rappelez à tous les riches la promesse du Tout-Puissant, qui doit récompenser plus tard jusqu'au simple verre d'eau donné en son nom.

Une épidémie se déclare-t-elle, la terreur est-elle dans toute votre contrée? rassurez vite par votre présence, affrontez tous les périls, ne reculez devant aucune fatigue. C'est pour vous l'instant solennel de la bataille, il n'y a plus là de règles hygiéniques à vous opposer.

Vous voyez que je suis catégorique, et vous comprenez pourquoi j'ai intitulé ce petit article : *Vive le zèle! Vive la charité!*

II. — De bons rapports sont nécessaires sans doute, mais trop de familiarité nuirait.

Je ne veux point ici vous faire des phrases, mais vous donner des raisons. Chacun de ceux qui me lisent connaissent sans doute ce proverbe : La familiarité est la mère du mépris....

Maintenant, par familiarité, il est bien clair que je n'entends point l'affabilité, la bonhomie, la douceur; je ne prétends pas non plus que, sous prétexte d'éviter la familiarité, un homme se drape dans une majestueuse importance et ne parle à ceux qui l'approchent qu'avec hauteur et prétention. Mais je veux qu'un prêtre sache, tout en se faisant aimer, se faire respecter aussi. Qu'il soit humble tant qu'il le pourra, l'humilité est une des vertus qui conduit le plus directement au ciel; qu'il se regarde personnellement comme un pécheur, et qu'il ne s'estime pas plus qu'un ver de terre; ce sont là les préceptes de l'Évangile. Mais, quand un homme a revêtu la sainte livrée du Seigneur, quand il a reçu la puissante consécration du sacrement de l'Ordre; quand, soldat du Sauveur Jésus, il est chargé de le représenter, en quelque sorte, par ses enseignements et par sa charité, cet homme-là n'est point simplement un homme ordinaire, chez lui toute personnalité est effacée par l'importance de sa mission; il doit au rang qu'il occupe, comme au religieux uniforme qu'il a revêtu, de ne se laisser insulter par personne.

Or, pour prévenir toute insulte, il faut savoir se tenir à distance, il faut éviter le chemin souvent trop délayé de la familiarité; autrement on est exposé à recevoir des taches, une pierre qui tombe, un passant qui court, le moindre bâton que l'on traîne dans ce chemin, tout cela produit des éclaboussures....

Un militaire, revêtu de son uniforme, est toujours plus réservé qu'un soldat momentanément recouvert d'un habit bourgeois. Un maire avec son écharpe, un commissaire avec ses insignes, un préfet avec son costume, comprennent qu'ils sont tenus à garder plus de dignité, par cette simple circonstance, devant tous ceux qui viennent les aborder. De même, un prêtre doit faire apprécier son caractère et sa mission, et faire respecter son habit.

— Mais, docteur, vont me dire certains critiques, vous ne connaissez pas grand'chose aux habitudes de nos campagnes! Si l'humble pasteur du hameau veut prendre des

grands airs devant ses paroissiens, non-seulement il les
fâchera contre lui, mais il les préviendra d'une façon malheureuse contre la religion tout entière.

Entendons-nous. Je ne demande point de fierté, mais
aussi je ne veux point de faiblesse! Qu'un bon curé de
village soit bienveillant, paternel, qu'il entre chez ses paroissiens avec aussi peu de façon que s'il entrait chez lui ;
qu'il tutoie celui-ci, donne une poignée de main à celui-là,
qu'il accepte même, si la coutume du pays l'y oblige et si
son estomac le lui permet, un verre de vin de ses vignerons,
bien! mais qu'il reste dans ses attributions de protecteur,
qu'il garde son rang de vénérable ami, que par la dignité
de son maintien et la bienveillante sagesse de ses paroles
il sache commander le respect.

— De quoi vous mêlez-vous, monsieur? ce n'est point
là de l'hygiène! De semblables questions ne regardent en
rien la Faculté de médecine.

Moi, je prétends le contraire. En traitant de l'hygiène
du curé de campagne, aux différents articles relatifs à ses
relations, à ses antécédents, j'ai parlé de ses rapports avec
les autorités du pays, et j'ai montré que les difficultés qui
souvent en sont les conséquences, non-seulement cha-
grinent, c'est-à-dire frappent le moral du prêtre desservant, mais attaquent sa résistance physique, attendu
qu'agissant spécialement sur le système nerveux elles
sont cause de névralgies interminables et de débilita-
tions malheureuses. Je n'avais point voulu parler des tracasseries que suscitent aux curés l'étrange conduite et les
mauvais procédés d'un certain nombre de leurs paroissiens.
Des membres du haut clergé m'ont reproché de n'en avoir
rien dit. Ils m'ont fait un devoir d'aborder cette question délicate, et c'est pourquoi je viens dire à tous les prêtres desservants : — Prenez garde à une familiarité dangereuse et
ne vous laissez jamais manger dans la main ; car c'est pour

avoir eu trop de complaisance, trop de laisser aller, poussés qu'ils étaient par un principe de charité, que bien des curés ont eu à subir dans leurs paroisses des ennuis, des déboires, des calomnies, qui, leur ôtant l'appétit et le sommeil, ont fini par les rendre malades.

Ainsi donc je ne me pose point ici en sermonneur, je parle en bon hygiéniste, et c'est comme un moyen puissant d'éviter beaucoup de maladies que je viens dire au prêtre desservant : Sachez rester à votre place, et, tout en vous faisant aimer, tout en vous montrant bienveillant et charitable, prenez toutes les précautions nécessaires pour qu'un paysan sans éducation ne vous traite jamais d'égal à égal ; car un jour, évaluant et additionnant vos faibles revenus, les comparant à ses recettes et à ses annuels profits, il vous traitera comme un inférieur par la simple raison que vous n'êtes point aussi riche que lui.

C'est encore en me plaçant à ce point de vue que je me crois en droit d'engager MM. les curés de campagne à ne point accepter toutes les invitations à dîner qu'ils peuvent recevoir de leurs paroissiens.

Ainsi, à l'occasion d'une noce, après l'importante et joyeuse cérémonie d'un baptême, il y a ordinairement festin, gala, dans la plupart de nos campagnes. Que le paysan soit riche ou malaisé, peu importe ; dans cette circonstance, les gens peu fortunés empruntent plutôt que de manquer à la gastronomique coutume. Or, comme M. le curé a marié les époux, comme c'est lui qui a donné le baptême au nouveau-né, les bons villageois croient de leur devoir de l'inviter à venir prendre sa part du festin préparé.

Refusez, monsieur le curé ! Refusez sans crainte et sans faiblesse ; car, si parfois, contraint d'accepter par des motifs que je n'ai point à examiner, vous vous êtes rendu à ces réunions festoyantes, vous avez dû y entendre bien des choses que votre présence rendait, sinon mauvaises, au moins bien déplacées.

Chacun est gai, on mange, on boit, on s'échauffe ; et quelquefois on tient des discours qu'il ne s'agit point de rétorquer sur place et qu'alors votre silence semble autoriser, auxquels votre complaisance momentanée paraît donner une complète adhésion.

Alors sur vous des bavardages. Alors pour vous une punition imméritée et des douleurs inattendues.

Au nom de votre santé, digne et bon ecclésiastique, pour garder sans péril votre rang et votre caractère, refusez de vous rendre aux festins qui suivent les noces et les baptêmes. Refusez partout, c'est le moyen le plus adroit; car, si vous acceptez d'un côté et qu'ensuite vous refusiez d'un autre, vous verriez surgir les jalousies, les reproches et les récriminations.

Il est si facile de répondre à ceux qui vous invitent :

— Mon ami ou mon cher monsieur, je suis flatté de votre démarche et très-reconnaissant de votre attention; malheureusement je ne pourrai en profiter. C'est chez moi un parti pris, une résolution inébranlable, un règlement de conduite, je ne vais point à tous ces banquets. Merci donc; faites part de mes remercîments à toute votre famille, puis amusez-vous bien. Tâchez qu'on soit bien sage et qu'on ne dépasse pas les limites raisonnables. Croyez à mon affection, comptez sur mon dévouement, et surtout n'allez point m'en vouloir de mon refus; — à un prince, à un ministre, je répondrais absolument la même chose !

Je suis persuadé qu'à l'aide de ces précautions oratoires on empêchera, non-seulement tout reproche, mais toute mauvaise humeur.

Est-ce à dire que je prétende, au nom de l'hygiène, défendre aux bons curés de nos campagnes de prendre aucun repas hors de leur presbytère? Non, vraiment non, et j'estime qu'il est un bon nombre d'invitations que ces messieurs doivent accueillir favorablement, par dévouement, un peu par adresse, beaucoup par charité.

Certes, il n'est pas toujours récréatif d'aller dîner chez des gens bien riches, ni d'être obligé de s'asseoir à la table où siégent par hasard de hauts personnages, des autorités. — Qu'importent à M. le curé les mets succulents qu'on lui servira ici où là? Les repas cérémonieux sont si fatigants, qu'ils sont ordinairement pris sans aucun appétit.

Tant pis, vraiment tant pis; il faut accepter courtoisement et vous y rendre par raison, plus encore que par convenance.

C'est chez les personnes opulentes que vous trouverez des aumônes pour vos pauvres et des remèdes pour vos malades; c'est près des autorités que vous trouverez protection pour votre paroisse et secours pour vos paroissiens malheureux....

Profitez donc des circonstances qui vous mettent en relation avec la richesse ou avec le pouvoir.

III. — Des attentions et des prévenances qu'il faut savoir réclamer.

Si j'ai dit aux bons prêtres ce qu'ils devaient faire, si je me suis permis de leur indiquer ce qu'ils devaient éviter, je me crois en droit d'être plus sévère encore envers leurs paroissiens; je suis plus à mon aise, je l'avoue, en m'adressant à de simples laïques.

Il existe trop souvent dans nos campagnes une façon d'agir vraiment déplorable envers le vénérable pasteur du hameau.

Les gens riches, châtelains ou gros fermiers, les traitent aussi malhonnêtement qu'ils traiteraient le dernier de leurs serviteurs. Ont-ils besoin de M. le curé? qu'il pleuve ou vente, qu'il fasse jour ou qu'il fasse nuit, que la chaleur soit accablante ou le froid étrangement rigoureux, on n'y réfléchit pas, on envoie tout simplement chercher le bon prêtre; jusque-là l'on a parfaitement raison. Les châtelains font atteler leur équipage, les gros fermiers font mettre un cheval à leur petit cabriolet, et puis on trotte, on galope, on arrive.

—Nous venons vous chercher, monsieur le curé. Vite, bien vite, n'est-ce pas? c'est pressé.

Le bon pasteur monte en voiture, et on le conduit auprès des malades qui réclament sa présence; il apporte au pauvre souffreteux toutes les consolations de la religion, toute l'éloquence que lui suscitent son expérience et son cœur; il rassure, il console, souvent il administre les sacrements, et, quand il a fini, non-seulement on le reconduit jusqu'à la porte sans lui dire seulement merci, mais on le laisse là, sans moyens de transport, sans abri, sans déférence aucune. On le traite comme un ouvrier qui a fini sa besogne, sans songer qu'outre la différence intellectuelle qui existe souvent entre ces deux hommes, il devrait apparaître, pour des gens qui ont simplement du cœur et tant soit peu de sentiments, cette différence toute matérielle, que l'ouvrier est payé, tandis que le bon prêtre agit gratuitement, par dévouement, par charité.

Eh quoi! vous l'avez envoyé chercher dans une voiture, et vous n'êtes point assez attentionné pour le renvoyer chez lui de la même façon! Mais vous ne voyez donc dans le ministre de l'Évangile qu'un de ces personnages bonaces dont on tire tout le parti possible, sans lui manifester aucune reconnaissance, sans avoir pour lui aucune attention!

Eh bien, je veux vous dire toute la vérité, moi, puisque l'occasion s'en présente. Votre conduite est indigne, votre inattention est impardonnable ; et, prenez-y garde, vous me faites l'effet, par vos injustes procédés, de cette soldatesque méchante qui, non contente d'insulter au Sauveur, avait l'infamie de lui cracher au front....

Un prêtre desservant représente ici-bas, dans l'exercice de ses fonctions religieuses, non pas seulement le curé de canton, l'évêque du diocèse, mais le souverain pontife ; c'est-à-dire le premier vicaire du Sauveur Jésus ; en manquant de procédés envers lui, vous insultez à la religion tout entière.

Et puis vous faites un tort manifeste à votre prochain, aux gens qui vous avoisinent; vous pourrez mettre en péril le salut d'autres paroissiens.

Laisser retourner le bon prêtre chez lui par la pluie, par la neige, à travers les ténèbres ou au milieu de la plus grande chaleur ! Mais c'est lui faire perdre beaucoup de temps d'abord, c'est l'astreindre à une très-grande fatigue, ensuite; c'est l'obliger à une longue absence, absence pendant laquelle on peut venir sonner à son presbytère, parce qu'un autre homme agonise, ou qu'un malheureux a besoin de lui. Et vous comptez tout cela pour rien, vous? Et vous ne vous croyez pas coupable? Allons, allons, soyez francs dans votre réponse, mais baissez la tête en la formulant. Vous avez traité votre curé beaucoup plus mal que vous ne traiteriez l'un de vos domestiques, et vous avez préféré le bien-être de votre cheval et la commodité de votre maison à la santé d'un homme qui ne vous a manifesté que de l'affection et du dévouement.

— Nous n'y avons pas pensé.

— Prenez-y garde, dans un oubli de cette nature il n'y a pas seulement de l'indifférence, j'entrevois un orgueil déplacé et la plus lourde des ingratitudes.

Il est important, à mon avis, qu'un prêtre desservant ne se laisse point traiter d'une façon si déplorable : il peut, sans faire aucun reproche, sans manifester la moindre mauvaise humeur, faire observer, ce me semble, qu'il a besoin d'être de retour promptement chez lui; que d'autres peuvent avoir besoin de son ministère; qu'il ne tient point à la santé, mais que, pour remplir toutes ses fonctions, il craint de tomber malade; que, ayant été amené en voiture, il comptait retourner de même, sans quoi il aurait pris d'autres précautions. Et bien d'autres observations de cette nature.

Le point important est de ne pas laisser prendre de méchantes habitudes; il faut qu'il soit dit et redit que tous ceux qui demeurent très-loin et qui ont le moyen d'aller chercher M. le curé en voiture doivent avoir l'attention de le faire reconduire chez lui de la même façon.

— Grand Dieu! vous allez brouiller tous nos curés de campagne avec les riches paysans, avec les opulents propriétaires, avec un bon nombre de châteaux!

Que non! que non! Tous les gens qui envoient chercher un prêtre ont trop de bon sens pour s'offusquer d'une vérité, et je suis bien persuadé qu'un ecclésiastique habile peut arriver sans grande difficulté, non-seulement à se faire respecter des paysans, mais à faire comprendre que le ministère qu'il exerce exige, de la part des gens aisés surtout, des attentions et de la politesse.

HYGIÈNE DU PRÊTRE PROFESSEUR

RÉFLEXIONS PRÉALABLES

1. — Grande et importante mission.

C'est par une permission providentielle que, dans le siècle où nous sommes, tant de jeunes et fervents ecclésiastiques se sont trouvés poussés à la carrière difficile de l'enseignement.

Oh ! je ne veux point renouveler ici toutes les querelles d'un certain monde ; si je voulais combattre les sectateurs de l'Université, répondre à toutes les diatribes de ces phraseurs par état, de ces adversaires sans conscience, qui tempêtent, calomnient, et, se cachant derrière des mots creux, jouent le rôle de ces bravi qui, pour dévaliser les gens, menacent de tuer tous ceux qui veulent leur résister, en vérité, je perdrais mon temps !

L'instruction et l'éducation sont les bases de toute existence profitable, les pierres angulaires du grand édifice social. Or, un jour, on s'aperçut que les architectes patentés chargés de diriger ces importants travaux manquaient à leur devoir ; heureusement que la religion était là avec le dévouement qu'elle inspire et sa prodigieuse charité. Des rangs compactes de la famille sacerdotale, on vit s'élancer de tous côtés de nobles et courageux ouvriers, qui, non contents d'arriver au secours, se mêlèrent de rebâtir, et, de par le dévouement, devinrent instituteurs, précepteurs, professeurs, maîtres passés enfin dans le grand art de l'éducation.

Les méchants se récrièrent, se plaignirent d'accaparement, et dénoncèrent d'imaginaires dangers. C'est alors que naquirent les grands mots d'*influence cléricale*, les sottes accusations contre ce qu'on appelait le *parti prêtre*. Mais la vérité et l'utilité, triomphant de tous les obstacles, apparurent bientôt radieuses comme l'astre du jour, et c'est bien là le cas de rappeler les paroles du poëte :

> Cris impuissants, fureurs bizarres !
> Tandis que ces monstres barbares
> Poussaient d'insolentes clameurs,
> *Le bien*, poursuivant sa carrière,
> Versait des torrents de lumière
> Sur ses obscurs blasphémateurs.

La mission du prêtre se faisant professeur n'est point seulement difficile et délicate par les obstacles extérieurs, par les barrières dont une foule de gens tentent de la parsemer ; elle est difficile par sa propre essence, parce qu'il n'est rien de plus laborieux à entreprendre que d'instruire et de former la jeunesse. Elle est délicate par mille raisons C'est au moment où l'intelligence apparaît, mais aussi où l'organisation se forme, qu'il faut instruire et diriger les enfants, les jeunes gens. Or cette intelligence est souvent tardive ; les organes mal développés laissent dormir l'esprit dans une espèce de léthargie ; le réveiller brusquement est chose dangereuse, l'abandonner à son sommeil est une faute ; il faut de l'adresse et savoir aider au développement des organes, tout en appelant les manifestations intellectuelles.

Et puis, un beau jour, l'heure de la puberté vient à sonner, c'est-à-dire que, dans l'organisme du jeune homme, tout s'émeut, tout bouillonne, tout annonce une importante transformation; ce n'est plus le calme plat d'un océan tranquille, ce sont les secousses d'une mer orageuse, c'est un temps dangereux, une saison pleine de tempêtes; il faut être bien habile pilote pour savoir parer aux avaries, pour empêcher les naufrages.

Donc la mission d'un homme chargé d'instruire et d'élever un ou plusieurs enfants exige mille attentions, oblige à d'importantes manœuvres, nécessite, avec un grand dévouement, une sage expérience.

II. — Services incontestables.

J'ai dit que mon intention n'était point de réveiller ici la polémique, jadis établie entre le clergé enseignant et les partisans du monopole universitaire; mais, enfin, on me permettra bien d'établir qu'un professeur ecclésiastique, préparé par des études nécessaires, est préférable, à intelligence égale, aux professeurs laïques revêtus de tous les insignes de l'Université.

Pourquoi?

L'explication en est bien simple : notre professeur ecclésiastique est envers ses élèves comme le prêtre desservant envers ses paroissiens ; son collége ou son séminaire devient sa famille, sa maison ; ses élèves lui semblent ses enfants ; toutes ses pensées, toute son ardeur, tournent au profit de la jeunesse qu'il instruit, et puis, que lui importe la fortune? il est inaccessible aux calculs du gain, aux idées de profit; il est seul, sans autre ambition que celle de remplir sa vocation sacerdotale, et il se trouve riche avec les quelques cents francs qu'il touche chaque année.

Le professeur universitaire est dans des conditions bien

différentes. Il vit en dehors du collége d'abord, et, la plupart du temps, non-seulement il est marié, mais il est père de famille. Vous m'avouerez que, dans une situation semblable, cet homme est bien obligé de penser à ses enfants. Par conséquent, l'intérêt qu'il porte à ses élèves n'arrive qu'en sous-œuvre ; son rôle de professeur lui semble une besogne toute mercantile, une place dont il cherche à bien remplir toutes les fonctions, non point par dévouement, mais par calcul, dans l'espérance de conquérir un peu d'avancement et d'arriver à des appointements plus considérables.

Car, aux laïques les moins ambitieux, il faut de l'argent en certaine quantité. On ne paye point le boulanger avec des discours, ni le boucher avec des grimaces.

De cette nécessité de gagner de l'argent le plus possible, surgissent, dans la classe des professeurs laïques, bien des abus, bien des inconvénients, je dirai presque des injustices.

Supposons un enfant en retard, c'est-à-dire dont l'intelligence est à peine éclose, parce que toutes les forces vitales du petit personnage ont été dépensées au développement de ses organes animaux. Un bon jardinier saurait ramener à un équilibre nécessaire cette plante humaine, et redresserait facilement cet arbuste un peu dévié. Un professeur ecclésiastique comprendra son devoir en pareille circonstance, et, loin de se décourager devant les difficultés qu'il aperçoit, il puisera dans ces obstacles encore plus de zèle et d'ardeur ; un professeur laïque, au contraire, ne craindra pas la peine, mais aura peur de perdre du temps, et il laissera de côté l'écolier en retard pour cultiver plus soigneusement l'élève intelligent, l'enfant phénix, l'écolier phénomène, qui, par ses précoces succès, peut faire la gloire de son professeur.

Enfin, le professeur laïque, chargé d'apprendre l'histoire ou la géographie, le grec ou le latin, ne comprendra pas toujours qu'il est chargé de développer chez ses élèves les idées morales et religieuses, et qu'avec une science éphémère il doit jeter les semences nécessaires à une conduite honnête, à des sentiments chrétiens.

Le professeur ecclésiastique se rappelle sans cesse le saint avertissement des Écritures : *Unum est necessarium*, une seule chose est nécessaire : aimer Dieu, sauver son âme. En conséquence, il pardonnera bien les barbarismes et les solécismes; mais il saura empêcher les mauvaises paroles et réprimander les mauvaises actions.

Je me souviens qu'étant un jour en diligence avec trois ou quatre personnes que je ne connaissais point, j'entendis un gros monsieur barbu prouver, bien mieux qu'il ne pensait le faire, l'importance des instituteurs ecclésiastiques. Il allait chercher, pour le ramener en vacance, son fils aîné, qu'il avait mis dans un pensionnat dirigé par des prêtres, et, s'adressant à la personne placée près de lui, qui lui demandait les motifs de cette détermination :

— Ma foi, lui disait-il, c'est par raison de santé et de convenance. Certainement je crois à l'existence de Dieu, mais je suis bien loin d'être dévot. Cependant, quand il s'est agi de mettre mon fils au collége, je me suis dit : « Je veux pour lui une pension où la surveillance soit incessante, où l'on s'occupe autant de l'éducation que de l'instruction. Je ne tiens point à ce qu'il puisse expliquer bien vite tous nos auteurs classiques, auteurs fort ennuyeux pour la plupart, soit dit sans les offenser; mais je veux qu'il ait de bons principes, de bonnes manières. Je veux qu'il se respecte, parce qu'à mon avis c'est le meilleur moyen de se faire respecter. Or il n'y a rien de tel que les ecclésiastiques pour élever moralement et sagement les enfants. »

III. — Motifs qui poussent ordinairement le jeune clergé à suivre la carrière de l'enseignement.

Bien souvent ces motifs ont l'apparence du caprice et de la futilité ; mais j'estime que sous le prétexte des mauvaises raisons se cache une instigation divine, une vocation véritable.

C'est d'ordinaire au séminaire ou à l'institution que les jeunes gens se décident à rester pendant quelques années professeurs. Tantôt c'est parce qu'ils ne se sentent point assez mûrs pour embrasser la carrière sacerdotale et qu'ils veulent avoir le temps d'étudier et de travailler encore ; tantôt c'est par crainte, par modestie, par timidité.

— Que deviendrais-je au milieu du monde ? Serais-je jamais capable de supporter tous les fardeaux du ministère ? Me sera-t-il jamais possible de prêcher, de faire le prône dominical, de diriger convenablement les paroissiens qui se présenteront au confessionnal ?

En restant professeur au séminaire, en me faisant instituteur ou précepteur, je n'aurai à craindre aucun de ces inconvénients, j'aurai des enfants à instruire, à diriger, à conduire ; mais combien cette tâche est plus facile que celle de conduire et d'instruire les grandes personnes, de stimuler des indifférents ou de ramener des incrédules.

Devant des hommes faits, devant le plus petit auditoire civil, je rougis, je m'intimide, je perds en quelque sorte tous mes moyens ; avec des enfants ou des jeunes gens, je serai plus à mon aise, je pourrai dire franchement ce que je pense, je pourrai faire un peu de bien....

Je ne veux pas trop analyser l'inanité de ces divers raisonnements, mais cependant je dois à mes lecteurs de leur exposer franchement mon opinion à ce sujet.

Savez-vous bien, messieurs, qu'il est presque aussi

difficile d'instruire, de bien élever et de diriger des enfants que d'administrer convenablement une paroisse? Savez-vous bien que la charge est lourde pour un professeur consciencieux qui se dit : De mes enseignements, de ma surveillance, de mes bons conseils, dépendent l'avenir de tel ou tel, la bonne ou mauvaise conduite, les bonnes ou mauvaises opinions des enfants qui me sont confiés?

Vous n'avez point peur devant des écoliers; mais, quand vous aurez tremblé deux ou trois fois devant des hommes faits, vous ne tremblerez plus, soyez tranquille; c'est un premier pas à faire, un apprentissage difficile, mais prompt. D'autant mieux qu'un jeune ecclésiastique à ses débuts doit avoir confiance dans la puissance de sa vocation, dans la force divine qui ne saurait lui faire défaut, dans la *grâce d'état* qui doit le soutenir.

Certes, je ne veux décourager aucun des jeunes ecclésiastiques qui se vouent à l'enseignement et qui apportent dans cette carrière toute l'énergie de leur jeunesse, toute la puissance de leur dévouement. Je crois, et je l'ai dit, que c'est par une permission providentielle que bon nombre de jeunes prêtres se font professeurs. Mais, cela posé, il m'est bien permis, j'imagine, d'expliquer que la responsabilité du professeur est presque aussi grande que la responsabilité du prêtre desservant.

Je l'ai minutieusement expliqué, le bon curé de campagne rencontre bien des pierres, bien des obstacles, bien des difficultés dans son chemin. Non-seulement son devoir l'oblige à réchauffer sans cesse le zèle des paroissiens religieux, mais il doit travailler à attirer les indifférents, à convaincre les incrédules; puis, se trouvant sans cesse entre des intérêts matériels et spirituels, il faut, dans l'intérêt de ceux-ci, qu'il sache ménager ceux-là.

Mais le prêtre instituteur n'a-t-il pas ses difficultés, lui aussi? Ce sont des intelligences incomplètes qu'il faut

cultiver et faire fructifier abondamment, des instincts animaux qu'il faut ménager, mais savoir museler avec
adresse, et puis cette constante préoccupation que de
l'éducation et de l'instruction de tous ces enfants peut
dépendre, non-seulement leur avenir dans ce monde,
mais surtout leur avenir éternel.

IV. — Illusion et vérité.

Sans doute, ces ecclésiastiques professeurs ont rarement
charge d'âme, en prenant cette expression au pied de la
lettre ; ils n'ont ni la responsabilité des directions spiri-
tuelles, ni le fardeau du confessionnal; mais enfin, de leurs
enseignements, de leur surveillance, de leur sévérité ou
de leur faiblesse, de leurs conseils ou de leur silence, dépend l'avenir de tous les enfants qui leur sont confiés.

On se dit :

— Je ferai consciencieusement ma classe, je me soumet-
trai ponctuellement aux indications des directeurs et aux
règlements de la maison ; et puis, ma besogne faite, c'est-à-
dire ma classe terminée, mon étude présidée, ma récréation surveillée, tout sera fait ; je n'aurai plus ni crainte
pour le passé, ni inquiétude pour l'avenir ; je n'ai pas
l'ambition d'être supérieur, je me contenterai d'être professeur, et je n'aurai aucune responsabilité. Rentré dans
ma petite chambre, je serai tout à fait maître de mon
temps, je travaillerai, je compulserai, j'étudierai, et peut-
être que, de cette façon, je parviendrai à m'enhardir,
c'est-à-dire qu'un beau jour, sentant mes ailes un peu
plus fortes, je pourrai m'élancer vers de plus importants
travaux.

Illusion! illusion ! Votre classe faite, vous aurez des devoirs à corriger, d'autres leçons à préparer, et bien des
réflexions à faire. Votre étude présidée, vous serez con-

traint d'examiner consciencieusement si vous avez com
plétement rempli votre devoir; car vous êtes coupable
d'une certaine façon de toutes les sottises que vous avez
laissé commettre pendant cette présidence. La récréation
surveillée, oh! ne croyez pas la besogne faite : n'avez
vous point remarqué celui-ci ou celui-là qui se promenait
triste dans la cour et ne prenait part à aucun des jeux
n'avez-vous pas vu certains enfants qui formaient schisme
conciliabule, c'est-à-dire qui, se tenant toujours ensemble
parlaient à voix basse, et complotaient pour des riens? E
puis cet enfant qui est tombé, et puis cet autre qui, tou
en transpiration, est allé avaler une quantité considérable
d'eau froide?...

Il ne s'agit point de vous renfermer chez vous, monsieur
l'abbé; il faut questionner, vérifier, creuser toutes ces
apparences pour en connaître la signification, et pour
remédier, s'il le faut, au danger menaçant.

Donc la vie d'un prêtre instituteur est pleine de la
beurs; elle a ses fatigues et ses anxiétés tout aussi bien
que l'existence du prêtre desservant.

V. — Courage pourtant!

Pourquoi toutes ces réflexions préalables? parce que
mon devoir d'hygiéniste m'obligeait à les faire. Je vai
bien expliquer tout à l'heure les fatigues matérielles ou
physiologiques; mais il importait, ce me semble, de dé
noncer aussi les fatigues morales et les secrètes inquié
tudes de l'esprit.

J'ai comparé la grande famille du sacerdoce à une vail
lante armée combattant pour la gloire et l'honneur du
Maître de la terre et des cieux. Or qu'on me permette de
suivre cette comparaison jusqu'au bout. Dans toute armé
marchant à la bataille, il y a diverses catégories; non-seu

ement on distingue les divisions chargées d'attaquer ou de combattre, mais les bons généraux ont bien soin de garder des corps de réserve. Enfin tout autour de l'armée qui s'avance on envoie des pelotons détachés qui, s'étendant çà et là, vont en reconnaissance, se groupent en embuscade, se parsèment en tirailleurs; ce sont d'ordinaire les plus jeunes et les plus ardents, les plus courageux.

Eh bien, les divisions d'attaque, comme les divisions de réserve, en un mot la partie la plus compacte de l'armée, est représentée dans le clergé par les prêtres desservants, par les bons pasteurs adonnés nuit et jour aux importantes pratiques de leur ministère, tandis que les éclaireurs et les tirailleurs sont représentés par les ecclésiastiques qui se dévouent aux travaux de l'enseignement, aux labeurs de l'éducation.

Est-ce à dire que ces derniers doivent avoir peur et reculer devant la fatigue? Non, vraiment; non: courage, au contraire! En avant donc, jeunes gens! pas d'effroi! Est-ce qu'on fait reculer des gens de cœur en leur montrant des difficultés? Non, non. Et, pour la vaillance et l'intrépidité, notre clergé a fait ses preuves, et ne le cède en rien aux soldats français.

Maintenant,

Comme je me suis déclaré le médecin bénévole des ecclésiastiques, l'officier de santé des soldats de l'Évangile, je vais me supposer à l'ambulance et formuler des ordonnances, donner quelques conseils, tracer diverses prescriptions; en un mot, je vais donner, pour tous les prêtres professeurs, une consultation en règle.

CONSULTATION

Comme dans les consultations qui ont précédé, je crois nécessaire de diviser mon travail en trois petites parties, et d'imiter, par cette marche logique, la manière de Récamier, mon illustre maître; c'est-à-dire que nous allons constater un certain nombre de faits, ce qui formera notre première partie. Des faits, nous essayerons de retirer des remarques utiles, des observations pratiques : cela représentera notre seconde partie. Enfin, dans la troisième partie, des faits et remarques nous déduirons, comme conséquences pratiques, nos conseils et recommandations.

FAITS

I. — L'âge ordinaire des prêtres qui suivent la carrière de l'enseignement.

C'est en général de vingt à trente ans, à la sortie du grand séminaire, quelquefois même avant d'y entrer, que la plupart des ecclésiastiques deviennent professeurs; qu'ils entrent dans un collége ou dans un séminaire. Qu'ils se chargent de l'enseignement privé adopté par certaines familles, peu importe, ils enseignent; la situation est à peu près identique.

Je sais bien qu'on trouve dans le professorat de vénérables personnages, blanchis dans les fatigues de cette carrière, et toujours ardents cependant à tous les travaux que leur impose leur vocation. — Ce sont les vétérans du métier. Mais, pour un professeur ou précepteur de quarante ans, vous en compterez plus de cent qui n'ont pas dépassé la trentaine, et, à côté de la tête blanche d'un prêtre devenu vieillard dans l'enseignement, vous verrez bien des jeunes visages et un nombre considérable de jeunes gens.

II. — Nécessité des allures graves et sévères.

J'ai déjà dénoncé les graves et majestueuses démarches que sont obligés d'adopter les jeunes gens revêtus de la soutane en commençant leurs études de théologie ; j'en ai montré les inconvénients, j'en ai dit les conséquences.

Mais qu'est-ce que la retenue imposée aux élèves des grands séminaires, à côté de la gravité que doit revêtir un professeur qui veut être respecté de tous les enfants qui l'entourent ? Le séminariste a ses moments de récréation, pendant lesquels il prend l'air sans préoccupation, pendant lesquels il se promène très-lentement, c'est vrai, mais enfin il se promène. Or, de tous les professeurs d'une pension, un seul habituellement assiste aux récréations des élèves ; les autres restent à travailler dans leurs chambres, ou, s'ils apparaissent dans les cours, ils doivent s'y montrer solennels et majestueux.

Si cette existence, par trop sédentaire, fait suite à la vie expansive de l'écolier, la brusque transition de l'activité, de la gymnastique, à une existence languissante et concentrée, détermine bientôt des résultats nécessairement contraires à la bonne santé ; si elle succède à la vie par trop sédentaire aussi du grand séminaire, elle comble la mesure et mène tout droit aux précipices des névralgies et de la débilitation.

III. — Travaux du professorat.

Ce n'est pas petite affaire que d'avoir à enseigner, à surveiller et à bien conduire un certain nombre d'enfants. Autre chose est d'apprendre pour soi, autre chose est d'apprendre pour les autres. Et puis il faut savoir se ployer à toutes les obligations de l'enseignement, se courber douloureusement pour repasser en revue les premiers éléments de toutes les sciences, et, quoi qu'on ait pu dire contre l'arrogance et les inconvénients de la vanité, j'estime qu'il est aussi fatigant de se faire sans cesse tout petit que de se hausser toujours sur la pointe des pieds dans la sotte espérance de paraître très-grand.

Comme la tâche est bien plus difficile qu'on ne se l'imagine généralement, elle oblige tous ceux qui veulent bien s'en charger à des travaux longs et pénibles. Ainsi, non content de faire les classes, il faut les préparer, et puis viennent les devoirs à corriger, les recherches à faire, tant et si bien, que le plus grand nombre des jeunes professeurs sont obligés de travailler considérablement et que, pour remplir toutes leurs obligations d'instituteurs, non-seulement ils travaillent entre chaque classe, mais ils ne se couchent que fort tard et sont obligés de se lever bon matin.

IV. — Mauvais sommeil.

Si du moins ces braves jeunes gens pouvaient dormir tranquillement et se retremper chaque nuit dans un sommeil suffisamment réparateur! Cela n'arrive que rarement, et il est facile d'en comprendre le motif. Quiconque se livre, avant de se mettre au lit, à des travaux intellectuels arides et prolongés, se couche nécessairement avec une tête bouillonnante et un système nerveux surexcité.

C'est pourquoi le jeune professeur qui a consacré toute sa veillée à un travail aride et ennuyeux, d'abord ne s'endort pas aussitôt qu'il est couché ; puis, quand il dort, subit un sommeil agité par des cauchemars ou des réminiscences ; le corps se repose à peu près, mais le cerveau et le système nerveux presque point.

Aussi le lendemain, au réveil, la tête est lourde, les idées sont confuses, on se sent, en quelque sorte, plus fatigué que si l'on n'avait pas dormi.

V. — Responsabilité. Contre-coup de toutes les réprimandes. Surimpressionnabilité nerveuse.

Comme bien des jeunes prêtres suivent la carrière de l'enseignement parce qu'ils redoutent la responsabilité qui pèse sur le ministre desservant, ils se trouvent fort désappointés dès qu'ils s'aperçoivent que la carrière où ils sont entrés les surcharge d'une responsabilité inattendue; alors, s'ils ne s'en découragent pas, tout au moins ils s'en effrayent; alors naissent les inquiétudes, les scrupules et toutes les secrètes inquiétudes engendrées par la faiblesse morale qui cause d'ordinaire la timidité.

Si bien tenue que soit une pension, si bien surveillés que puissent être de jeunes élèves, il se commet immanquablement bien des petites sottises, bien des fautes dignes d'être réprimandées. De là résulte pour le professeur double peine, double anxiété, double fatigue nerveuse. D'une part, il se reproche de n'avoir pas suffisamment surveillé de manière à prévenir la bourrasque, c'est-à-dire à empêcher la faute ; de l'autre, obligé de reprocher et quelquefois de punir, il se sent plus ému que s'il était à la place du coupable. — C'est là une de ces vérités que les écoliers ne comprendront jamais. Mais les parents, obligés de gronder leurs enfants, concevront très-bien la peine, l'ennui et les déboires d'un professeur dévoué, obligé à chaque instant d'entremêler ses enseignements d'admonestations et de réprimandes.

Certes, le professeur est obligé de prendre sur lui de cacher toutes ses émotions, il ne peut oser ce que font tant de mères, qui se mettent à pleurer parce qu'elles ont fait pleurer leurs enfants. Mais tout cela dépense de la force; toutes ces émotions, toutes ces contraintes, surexcitent le système nerveux et déterminent un agacement général qui devient cause de bien des souffrances.

VI. — Repas.

Avant d'envisager le côté défectueux de cette importante question, il me paraît convenable d'en indiquer les petits avantages.

Les repas du prêtre professeur ont cela de bon qu'ils sont réguliers et toujours faits à la même heure.

Mais..., mais... — Oh! je vois d'ici l'économe du séminaire froncer le sourcil, et le directeur de certaines pensions faire de très-énergiques grimaces.

— Que va-t-il dire, cet ennuyeux phraseur, que va-t-il reprocher, ce méchant critique?

Rien qui s'adresse à votre bourse, mes bien chers messieurs. Je sais très-bien qu'il existe parmi les directeurs de pension un certain nombre de gens économes, des calculateurs émérites que je serais tenté d'appeler marchands de soupe, mais je ne m'occupe point ici de tout le monde, je ne parle que pour les professeurs ecclésiastiques, et je dois proclamer énergiquement que, dans les pensions dirigées par des prêtres, les questions économiques sont généralement bien traitées, et par conséquent facilement discutables.

Il est d'usage dans bien des séminaires, il est urgent dans un bon nombre de pensions, que les professeurs mangent avec les élèves. On partage les écoliers par dizaines, et l'on place chacune de ces dizaines à des tables séparées que l'on fait surveiller et présider par un professeur. — C'était la coutume établie dans la pension où j'ai été élevé.

Le professeur, on le conçoit, est chargé de servir ses dix élèves, de veiller à ce qu'ils se conduisent bien, de les avertir s'ils mangent trop gloutonnement ou s'ils ne se tiennent pas convenablement à table. Or les repas, dans les pensions, ne durent jamais plus d'une demi-heure. C'est bien pour les élèves : il ne faut pas les habituer à faire près de la table un séjour trop prolongé; mais pour les professeurs, mis dans les conditions que je viens de rapporter, la demi-heure n'est point suffisante, et le temps consacré au repas devient forcément un danger.

Réfléchissez donc que le professeur est obligé de servir successivement ses dix élèves, que chacun des plats à distribuer lui prend une ou deux minutes ; supposez trois plats y compris le dessert, admettez cinq minutes consacrées au service, dix minutes dépensées à la surveillance, il en résulte que le professeur n'a plus qu'un quart d'heure pour dîner et un quart d'heure pour souper. Comme il veut donner l'exemple de la régularité et de l'exactitude, désireux de se montrer en mesure, obligé d'avoir fini quand arrive la fin du repas, M. le professeur mange excessivement vite, il se donne à peine le temps de mâcher, il avale, il boit avec une promptitude malheureuse, mais enfin il est en règle, et, quand vient l'instant du lever de table, il peut se donner comme exemple aux retardataires et leur montrer qu'il a fini.

C'est un mal, une faute antihygiénique, une coutume

plus dangereuse à la santé que bien des gens ne pourraient le penser.

— Allons donc! ne voyez-vous pas que tous nos élèves se portent bien, qu'ils digèrent admirablement tous ces repas faits en une demi-heure; la preuve en est que ces repas leur profitent : tous nos enfants sont gaillards, vivaces et doués d'une résistance vitale qui semble défier toutes les maladies.

— Très-bien; mais le professeur d'abord n'a pas eu une demi-heure pour son repas, puisqu'il a consacré la moitié de ce temps à surveiller et à servir ses élèves. Et puis le travail que peut faire l'estomac d'un enfant, la rapide transformation alimentaire que peut opérer le tube digestif d'un jeune homme, tout cela n'est plus possible à un individu plus âgé, préoccupé, énervé, c'est-à-dire déjà maladif, et cette impossibilité explique parfaitement les langueurs et les accidents de santé qui assaillent les pauvres professeurs obligés de manger avec leurs élèves.

Je sais que dans bien des séminaires cette observation a fait prendre un autre parti : on fait manger tous les professeurs à une même table, et ce sont les plus sages des élèves qui sont chargés de servir et de surveiller leurs camarades.

Eh bien, au nom de l'hygiène, je recommande cette mesure, et je demande que cette coutume s'établisse partout; d'autant plus que bon nombre de jeunes professeurs ont parfois besoin d'une nourriture plus abondante et plus substantielle que la plupart de leurs élèves, d'autant mieux surtout que souvent, au jour de l'abstinence, un professeur atteint de névralgie et de débilitation ne peut faire maigre qu'en mettant sa santé en péril : en mangeant à une table séparée, il pourra obéir plus facilement aux exigences de son tempérament.

VII. — La petite chambre du professeur.

Il est tard déjà, la plupart des pensionnaires sont couchés ; montons tout doucement à l'appartement de leurs professeurs ; ne faisons pas de bruit dans la crainte de réveiller les élèves, et aussi pour arriver *ex abrupto* chez l'ecclésiastique que nous voulons visiter.

— Toc, toc !

— Entrez !

On a dit *entrez* ; ouvrons la porte. — C'est fait. Eh bien, vous reculez au lieu d'avancer. Oh ! j'en comprends la raison : une bouffée de chaleur vient de vous souffleter le visage ; n'ayez donc aucune inquiétude. Sans doute l'air est assez épais dans ce petit appartement ; mais vous voyez qu'on n'y meurt pas. M. le professeur, qui est resté majestueusement à son bureau de travail, lève la tête avec curiosité et nous presse de lui faire sa visite en s'écriant d'un ton impatienté :

— Mais entrez donc !

— Nous hésitions, monsieur l'abbé, parce que nous vous sommes tout dévoué et que nous luttions entre le plaisir de vous voir et l'obligation de vous adresser quelques réprimandes ; nous venions vous visiter avec les lois de l'*hygiène* à la main, et nous nous apercevons que, si vous les connaissez, vous ne vous croyez pas obligé de vous y soumettre.

Eh quoi ! vous restez dans une atmosphère de cette nature ? une chaleur suffocante ! un air à peine respirable ! mais vous ne pouvez ignorer que l'air est l'élément de la nature humaine ; vous ne vous apercevez donc point que vous vous étiolez dans cet appartement toujours clos, dans cette atmosphère épuisée, au milieu de toute cette chaleur capable de déterminer des fièvres cérébrales ? Vous nous montrez pour excuse vos livres et vos cahiers, vous nous montrez les copies qu'il vous a fallu lire et corriger; je comprends l'excuse, mais je ne la trouve pas raisonnable!

Le fait est que la plupart des jeunes professeurs, une fois rentrés chez eux et se livrant à tous les travaux que nécessite leur mission, oublient qu'il est aussi nécessaire, pour conserver intact le bien précieux de la santé, de respirer un air pur et salutaire, d'entretenir tout autour d'eux une atmosphère vivifiante et réparatrice, qu'il est indispensable de boire et de manger, de se mouvoir et de dormir. Non contents d'affronter chaque jour les travaux énervants nécessités par leur profession, les inquiétudes inhérentes à leur besogne quotidienne, les repas trop rapides et les inconvénients d'une vie sédentaire, il faut qu'ils amassent chez eux et qu'ils subissent bénévolement l'un des plus grands ennemis de la bonne santé, l'air carbonisé par la respiration humaine, la chaleur exagérée qui énerve et prédispose aux congestions sanguines. Pour cette faute contre l'hygiène, il n'y a plus à prétexter la nécessité, il n'y a point à s'en prendre aux exigences d'une administration; il est permis à tout professeur de renouveler l'air de sa chambre autant et aussi souvent que cela est nécessaire, et c'est souvent par une manie désastreuse que ces messieurs entretiennent chez eux une atmosphère embrasée.

VIII. — Particularité des tempéraments.

Chaque tempérament a sa petite tyrannie et ses ennuyeuses exigences, chaque individu a ses propensions hygiéniques et de plus ou moins bizarres singularités.

L'un, pour se bien porter, a besoin de dormir huit ou neuf heures, l'autre ne saurait attendre l'heure du dîner avec le maigre repas en usage, ordinairement au matin, dans le plus grand nombre des pensions. Celui-ci a besoin d'être vêtu de flanelle, celui-là devient incapable d'un travail sérieux avant d'avoir fait une ou deux heures de promenade au grand air.

Ce sont des obligations spéciales auxquelles ces différents individus doivent se soumettre, s'ils veulent garder leur résistance et conserver leur bonne santé.

IX.— Danger de supprimer des exutoires naturels.

J'ai déjà dit quelques mots dans diverses circonstances des indispositions chroniques que j'intitule maladies complémentaires. J'ai minutieusement expliqué qu'elles faisaient l'office de trop-plein, c'est-à-dire qu'elles tenaient la nature en équilibre et prévenaient les débordements ou les encombrements de la vitalité.

Tels sont les sueurs de pieds, les saignements de nez, les efflorescences de boutons à la peau, certaines migraines héréditaires et les hémorroïdes sèches ou fluantes.

Or souvent il arrive que le professeur travaille à faire disparaître tout cela.

Il ne veut point suer des pieds, parce qu'il en résulte une odeur disgracieuse qui peut être remarquée et tournée en ridicule par ses élèves.

Il prend tous les moyens possibles pour suspendre ses saignements de nez, par la simple raison qu'il n'est rien de plus ennuyeux, pour un professeur, que d'être arrêté par ce petit accident hémorragique au milieu de ses explications, de ses dissertations, en un mot, au milieu des travaux de l'enseignement.

Il cherche à faire passer promptement tous les boutons qui lui viennent au visage et toutes les rougeurs qui apparaissent sur ses mains. Ce n'est ni par coquetterie, ni par

amour-propre, mais il a peur que les écoliers ne le plai-
santent là-dessus.

Quant aux hémorroïdes, elles sont si taquinantes e
parfois si douloureuses, que le jeune professeur cherch
tous les moyens de s'en débarrasser bien vite, pour s'épar-
gner des souffrances d'abord, et dans la crainte que ce
incommodités périodiques ne viennent apporter des en
traves à ses études, à ses recherches, à ses leçons, à se
travaux.

Il en résulte qu'il cherche à abolir toutes ces mala
dies, et que, suivant les conseils de telle ou telle com
mère, il prend tous les moyens nécessaires pour les fair
disparaître instantanément. C'est une faute, une grav
imprudence.

De là surgissent des répercussions, de là des encom
brements de vitalité, de là des désordres organiques e
des maladies souvent redoutables.

REMARQUES

Sur tous les faits qui précèdent, on me permettra de faire un certain nombre de remarques.

I. — Les transitions trop brusques sont toujours dangereuses.

Je l'ai déjà minutieusement expliqué, et j'ai condamné la brusquerie sur tous les tons.

Il est évident que quand un séminariste, d'élève, devient professeur, et passe de la vie active d'un écolier à l'existence sédentaire et aux travaux pleins de préoccupations d'un homme chargé d'instruire les autres, non-seulement il s'opère chez lui une révolution intellectuelle, mais il surgit bien vite des désordres vitaux dont il est facile de comprendre le mécanisme.

Hier, grâce à une gymnastique bienfaisante, la circulation sanguine de cet individu se trouvait stimulée quotidiennement, activée de telle sorte, que non-seulement les vaisseaux artériels et veineux se trouvaient remplis et convenablement pourvus, mais que tous les vaisseaux lymphatiques et les moindres ramicules du grand système circulatoire entraient en action. De cette activité résultait souvent une sueur générale, une transpiration abondante; de cette activité surtout résultait une force musculaire bien compréhensible, des facultés digestives toutes particulières, une valeur et une lucidité intellectuelles incontestables.

Mais voilà que tout à coup la gymnastique est supprimée et remplacée par des travaux d'esprit essentiellement fatigants. Alors plus d'actions musculaires, alors une circulation sanguine languissante et incomplète, alors plus de transpiration, plus de digestion facile, plus d'études promptement profitables.

Le brusque passage d'une vie active à une existence sédentaire a toujours été pernicieux à la santé.

II. — Graves inconvénients d'une mauvaise réparation alimentaire.

Quiconque mange trop vite digère mal, et quiconque digère mal perd rapidement la santé. Tout le monde, en effet, conçoit parfaitement qu'une maison de commerce dont les recettes sont minimes et les dépenses considérables ne peut manquer d'arriver à une déconfiture.

C'est la digestion qui représente les recettes dans la mystérieuse affaire de la vitalité, et, si la digestion est mauvaise, l'usure quotidienne d'un homme qui se meut et travaille, les dépenses de forces nécessitées par toutes ses actions, n'étant plus couvertes par les rentrées alimentaires, par les profits digestifs, il en résulte un manque d'équilibre, de la gêne d'abord, puis un embarras constant, des désordres, en un mot, une maladie.

Je connais les objections que pourraient faire à cette remarque des gens qui aiment à discuter, ou plutôt qui cherchent à critiquer toujours. — Mais voyez donc l'existence des Arabes et la nourriture de certains insulaires!

L'Arabe, qui se meut sans cesse, qui subit toutes les fatigues des traversées dans le désert : la soif, la chaleur, le simoun; l'Arabe, qui dort en pleine campagne sous une tente mal abritée ou sous une pierre qui ne l'est pas du tout, l'Arabe mange huit ou dix fois moins que la plupart des Français, — que vos professeurs eux-mêmes, malgré leur sobriété et leurs repas trop courts. Est-ce qu'il s'en porte plus mal? Est-ce qu'il survient chez lui ce manque d'équilibre, c'est-à-dire toutes les maladies débilitantes que vous montrez de loin comme un épouvantail pour inviter les gens à beaucoup manger?

N'allez point vous imaginer que je viens plaider ici la cause des cuisiniers ou des marchands de comestibles. Vous avez parfaitement raison dans tout ce que vous dites au sujet des Arabes, et vous pourriez grossir beaucoup votre nomenclature d'objections. Autre pays, autre race; autre race, autres aptitudes! Ce qui se passe chez les hommes du désert a lieu chez les animaux qui les aident dans leur travail. Le dromadaire peut rester des jours sans boire, presque sans manger. Le cheval arabe prend ce qu'il trouve, passe la nuit à la belle étoile, et n'en reste pas moins alerte et vigoureux. Essayez donc de faire subir un pareil régime aux animaux de nos contrées.

Au reste, il y a compensation; les hommes jetés dans la tourmente du monde civilisé se fatiguent bien moins du corps que de l'esprit. Or les dépenses intellectuelles pèsent bien plus dans la balance de la santé qu'on ne se l'imagine. Et puis l'habitude est là, le tempérament commande, la constitution exige. Je ne veux pas pousser trop loin cette discussion, car la vérité, dans cette affaire, me paraît tellement évidente, qu'elle n'a pas besoin d'être défendue. Un homme qui travaille physiquement a besoin d'une réparation alimentaire en harmonie avec ses dépenses physiques. Un homme qui se fatigue chaque jour, non-seulement au physique, mais au moral, a besoin d'une nourriture en rapport avec ses dépenses, en rapport avec toutes ses obligations.

Par conséquent, le jeune professeur qui dépense par son travail, par ses leçons, par ses inquiétudes, et qui se trouve précisément à l'âge où la réparation alimentaire doit être abondante, a besoin, non-seulement de manger copieusement, mais de prendre tous ses repas, de façon que, transformés par une digestion facile, ils soient franchement réparateurs et manifestement profitables.

III. — Nécessité d'un bon sommeil.

On a dit qu'il fallait manger pour vivre; on aurait bien dû ajouter qu'il fallait dormir pour être bien portant.

Le sommeil est presque aussi important pour les jeunes constitutions que l'ingestion des aliments et la réparation digestive. J'ai dit plus haut qu'il était, en quelque sorte, le *repas* du système nerveux.

Donc, il faut aux jeunes gens se dévouant à toutes les fatigues de l'enseignement un sommeil assez abondant pour réparer leurs forces, un adoucissant nerveux en rapport avec les fatigues de l'intelligence, avec les déboires et les anxiétés de l'esprit.

Il ne suffit pas de rester couché cinq heures, six heures même, il est urgent qu'une fois couché, non-seulement on s'endorme, mais on dorme d'un sommeil tranquille et bienfaisant.

J'ai fait entrevoir, dans les faits exposés, les fautes trop communément commises, sous ce rapport, dans la grande classe des ecclésiastiques se vouant à l'éducation. Généralement ils se couchent trop tard, et, comme avant de se coucher ils ont consacré tout leur temps à des études plus ou moins arides, à des travaux manifestement ennuyeux;

comme, une fois couchés, ils se mettent à réfléchir à toutes les inquiétudes qu'engendrent forcément la tâche qu'ils ont entreprise, la carrière qu'ils ont embrassée, il en résulte un sommeil incomplet, des nuits en quelque sorte escamotées et bien peu réparatrices.

Car, hélas! ces messieurs ne se contentent pas de se coucher bien tard, ils veulent encore se lever matin, d'une part, pour obéir aux règlements de la maison où ils se trouvent, de l'autre, pour avoir le temps de remplir toutes leurs obligations. Je ne saurais trop m'élever contre une pareille faute.

Un jeune homme a besoin de bien dormir; qu'il travaille ou qu'il reste oisif, le sommeil lui est essentiel. Mais, s'il travaille, si surtout ses travaux ont le caractère débilitant de toutes les manœuvres de l'esprit, il a doublement besoin de dormir convenablement.

J'estime que non-seulement chez les jeunes professeurs, mais chez la plupart des jeunes gens cherchant à percer, ambitionnant de réussir dans la carrière qu'ils embrassent, le mauvais sommeil, c'est-à-dire le sommeil insuffisant ou incomplet, est la cause la plus ordinaire de toutes les maladies.

IV. — Importance d'une aération pure; obligation d'un milieu sain et vivifiant.

Je l'ai déjà dit, mais je le redirais cent fois que je ne perdrais ni mon temps ni mes phrases : l'air, le bon air, est indispensable à la respiration de tout homme qui désire se bien porter.

J'ai longuement expliqué, dans mon *Cours d'hygiène*, les admirables phénomènes de la sanguification, c'est-à-dire la transformation du sang veineux, sang noir, sang lourd, sang empoisonneur, en un liquide rutilant et nourricier que l'on appelle sang artériel, et qui, parti du centre circulatoire, s'élançant à travers les gros vaisseaux, pénètre jusqu'aux derniers rameaux, c'est-à-dire jusqu'aux vaisseaux capillaires, portant ainsi partout, et distribuant sans cesse sur son passage, la réparation, la chaleur et la vie.

Or cette transformation sanguine ne peut être exécutée que sous l'influence d'une certaine dose d'air atmosphérique, appelée, attirée, mécaniquement aspirée.

On doit comprendre que si l'air aspiré par les poumons est impur et méphitique, que s'il contient plus de carbone qu'il n'en devrait avoir, la grande opération de la transformation sanguine ne peut plus s'exécuter qu'imparfaitement et avec lenteur; alors il n'y a plus d'activité dans le grand arbre artériel, et, si la circulation s'exécute mal dans les artères, elle devient encore plus paresseuse dans les vaisseaux veineux et lymphatiques. Et puis, comme la fabrique du sang fonctionne mal, bien souvent elle ne produit pas assez. Les autres organes, sans s'inquiéter de cette circonstance, puisent, prennent et dépensent comme à leur ordinaire, et bientôt arrive un déficit, c'est-à-dire l'appauvrissement du sang.

Ainsi la mauvaise aération peut produire deux inconvénients graves, deux causes différentes de maladies, l'appauvrissement du sang et la langueur circulatoire, qui amène les stases, c'est-à-dire les encombrements sanguins.

L'appauvrissement du sang amène des désordres qu'il est facile de concevoir. Plus d'équilibre entre le système sanguin et nerveux ; de là, des souffrances et des inconvénients que j'ai longuement expliqués déjà plus haut, et surtout dans un autre ouvrage au chapitre de la chlorose, autrement dit pâles couleurs. (Voyez *Santé des femmes.*)

Les stagnations sanguines ne sont pas moins à redouter; non-seulement elles forment encombrement, mais elles prédisposent aux irritations, inflammations et dégénérescences.

Et puis, dès qu'elles ont lieu vers un organe important, elles déterminent des embarras tout mécaniques. Dès qu'il y a stase sanguine à la tête, il y a pression sur le cerveau, c'est-à-dire douleur, difficulté de conception, embarras de toutes les fonctions qui dépendent du centre nerveux. Dès qu'il y a stase sanguine dans les gros viscères qui remplissent l'abdomen, on voit apparaître les digestions pénibles, le ballonnement du ventre, les constipations opiniâtres ou les diarrhées interminables. Enfin, si la stase sanguine a lieu dans la poitrine, elle entrave le jeu des poumons, elle met obstacle à la grande œuvre de la sanguification, elle produit l'asthme, la toux et le plus pénible des essoufflements.

Il est donc bien important pour les jeunes professeurs de rechercher un air vif et pur, et de ne point rester enfermés longtemps dans une atmosphère méphitique.

V. — Obéissance aux idiosyncrasies.

Nous appelons idiosyncrasies les singularités et tyrannies de certains tempéraments, et je prétends, en bon hygiéniste, qu'il ne faut ni les brusquer, ni les combattre avec entêtement ; j'ai déjà exprimé assez longuement mon opinion à ce sujet ; mais, dans la circonstance présente, il me paraît important d'y revenir.

Certainement nous pouvons, en procédant avec sagesse, modifier à la longue nos tempéraments, nos appétences, nos habitudes. Mais les obligations spéciales que j'intitule idiosyncrasies sont presque toujours tyranniques.

Tel tempérament ne peut supporter le maigre; de grâce ne le brusquez pas et ne croyez pas l'amener, sans inconvénient, aux coutumes de l'abstinence, par l'unique raison que vous ne lui imposerez le maigre qu'une ou deux fois par semaine.

Tel autre ne peut digérer les aliments que bien des gens ingèrent avec plaisir et digèrent avec avantage ; pour lui, les carottes, les navets, sont tellement contraires, que, pris avec résolution, ingérés avec courage, ils sont immédiatement rendus ou produisent tous les symptômes d'une indigestion. Ah ! ne tentez pas souvent ce petit jeu alimentaire sous le prétexte admissible d'habituer les gens à manger de tout. On arrive à les mettre au lit et à leur faire subir tous les désordres d'un empoisonnement ; je vous en avertis !

Il n'est point jusqu'aux nécessités éprouvées, de plus ou moins de sommeil et de plus ou moins d'exercice, qu'il ne faille consciencieusement respecter.

Tel individu, qui a besoin de dormir neuf heures, se trouvera mal à l'aise et presque incapable si vous lui retranchez une heure de sommeil. Tel autre, qui a besoin absolument de deux ou trois heures de promenade au grand air, deviendra malingre et presque incapable si vous l'empêchez de prendre la dose de gymnastique qui lui est nécessaire.

Encore une fois, il est essentiel que chacun étudie son tempérament, comme les acquéreurs d'une maison prennent connaissance de ses servitudes. Il est nécessaire que chacun se plie aux singularités de sa constitution, comme les gens qui veulent vivre en paix étudient et se soumettent aux lois du pays qu'ils sont contraints d'habiter.

VI — Respect aux indispositions complémentaires.

Il est de petites maladies sans danger, mais qui deviennent très-dangereuses quand on cherche à les guérir.

Toutes les indispositions chroniques que je regarde comme complémentaires :

Les sueurs de pieds,

Les saignements de nez,

Les migraines,

Les hémorroïdes, etc., etc.

sont des maladies qu'il est permis de pallier et d'adoucir, mais qu'il est défendu d'abolir, de renvoyer et de guérir complétement.

Ce sont des impôts tout particuliers qu'il faut payer à échéance, ce sont des exutoires naturels qui empêchent les concentrations et conjurent bien des maladies. Bref, je ne trouve rien de mieux à dire que ce que j'ai déjà expliqué plusieurs fois. Les indispositions complémentaires font l'office des trop-pleins toujours béants dans une pièce d'eau, qui tiennent cette pièce d'eau au niveau voulu et l'empêchent de déborder. Ces trop-pleins physiologiques préviennent les encombrements, combattent énergiquement les stases sanguines, empêchent bien des désordres, et, par conséquent, rendent des services dont il faut être reconnaissant.

CONSEILS

Des faits et remarques qui précèdent nous allons déduire quelques prescriptions, certains conseils, mais j'ai horreur des répétitions et du remplissage. On me pardonnera de renvoyer mes lecteurs à tout ce que j'ai dit dans les chapitres précédents, et l'on comprendra que je sois court, puisque, pour tout ce qui a rapport à l'appauvrissement du sang et à la surimpressionnabilité nerveuse, j'en réfère aux conseils donnés sur ce sujet à tous les prêtres desservants.

I. — Au diable les scrupules !

Sans doute, l'œuvre est difficile, mais vous y avez été poussés par une vocation spéciale. La Providence, pour vous attirer sur un pareil chemin, s'est servie de votre timidité, a utilisé vos appréhensions ; elle vous savait vaillant, ardent, honnête, et, comprenant tous les services que vous pouviez rendre momentanément en vous adonnant à l'enseignement, à l'éducation, elle s'est bien gardée de vous montrer, à côté des déboires du ministère sacerdotal, les récompenses du prêtre qui s'en va répandant le bien sur sa route, les triomphes du pasteur prêchant simplement l'Évangile, et les gloires encourageantes des succès apostoliques.

Il était besoin de professeurs ecclésiastiques, vous vous êtes sentis portés à embrasser cette difficile mission ; c'est bien, c'est bon, n'allez point reculer devant des pierres, n'allez point avoir peur des fossés.

Le diable, qui comprend tous les services que vous pouvez rendre à la religion, vous montrera les difficultés à travers un verre grossissant, il tâchera de vous épouvanter par des craintes chimériques, il cherchera à vous décourager par des scrupules de toute façon.

Arrière les craintes et les scrupules ! la Providence a ordonné, le devoir vous appelle, en avant ! en avant !

J'ai parlé de responsabilité, de surveillance, d'obligations et de travaux inattendus ; mais quelle est la carrière où tout cela ne se trouve point ? Supposez que, n'ayant point été appelés dans la milice sacerdotale par une voix secrète, une disposition spéciale, une vocation toute particulière, vous soyez resté laïque, chef de famille, travailleur, employé, chef, sous-chef, ou simple ouvrier dans un atelier important ; mais vous auriez une responsabilité et des devoirs, des inquiétudes et des travaux nécessaires. Est-ce que vous croyez que dans ce monde tout se passe comme tout devrait se passer ? Ne savez-vous pas que les fautes sont nombreuses, les obstacles multipliés, les difficultés considérables ? Si, tenté par le diable, vous ne lui rejetez pas à la figure les scrupules dont il vous assaille, dans le but de vous décourager ; mais vous ne ferez jamais rien de bien, rien de profitable.

Oh ! combien différente est la conduite d'un homme profondément religieux, prêt à tout et toujours résigné d'avance, dès qu'il sait qu'il obéit aux ordres du Seigneur ! Il est arrêté par des difficultés, il arrivera peut-être en retard, mais que lui importe ? On lui a commandé de suivre cette route; plein de confiance dans l'ordre donné, il a tout naïvement obéi ! il arrivera au but quand il le pourra, il touchera au terme de la route quand le temps et les circonstances le permettront. Que d'autres s'impatientent si bon leur semble, il ne s'émeut pas, lui, il reste confiant et tranquille, et, de cette façon, il garde le calme de l'âme et toute la résistance du corps.

Eh bien, c'est précisément ce calme que je conseille à tous les prêtres professeurs, et, grâce à leur résignation, ils resteront dans les conditions nécessaires à la bonne santé.

II. — Logement,

Je veux au prêtre instituteur, non point de vastes et magnifiques appartements, mais un logement toujours bien tenu et surtout aéré autant qu'il est besoin.

L'obéissance à ce conseil dépend absolument de la bonne volonté des individus. Tout à l'heure, je recommandais la résignation, la patience, le courage et la philosophie; ce conseil, approuvé par tous les gens sages, est difficile à mettre à exécution et semblera, j'en suis sûr, à plus d'un lecteur plus terrible à avaler que toutes les pilules du pharmacien. Il est des caractères qui ne savent où trouver un peu d'énergie. Il faut en demander à la religion, aux bonnes et saines doctrines, à la sagesse, à la raison. Quelquefois on demande si faiblement, que l'on n'obtient pas grand chose !

Pour mon second conseil, au contraire, l'obéissance est toujours facile : ouvrir matin et soir les portes et fenêtres de son appartement, ne point le chauffer comme une étuve, réfléchir que, l'air atmosphérique étant l'élément le plus indispensable à la vie, le milieu dans lequel on travaille doit être toujours rempli de cet air bienfaisant et d'une atmosphère vivifiante et pure.

III. — Règlement de travail.

Oui, le jeune professeur, si minimes que soient ses fonctions, est obligé de beaucoup travailler; mais il dépend de lui de s'arranger de façon que son travail ne soit pas trop préjudiciable à sa résistance vitale, à son bien-être physiologique, à ce qu'on appelle vulgairement la santé.

Règle générale : le travail intellectuel fait à la veillée est deux fois plus fatigant et peut-être deux fois moins profitable que pareil travail fait tout au matin.

J'ai expliqué combien le sommeil était nécessaire et combien sa réparation était spécialement indispensable au bon état du système nerveux. J'ai démontré aussi qu'un travail intellectuel, prolongé dans la nuit, rendait forcément le sommeil qui suivait agité, incomplet, insuffisant.

C'est pourquoi je conseille à tous les professeurs qui veulent ne point tomber dans le précipice des maladies nerveuses ou dans le fossé redoutable des affections inflammatoires d'éviter le travail du soir et d'adopter au contraire le travail du matin; travail du matin qui peu à peu, grâce à l'habitude, deviendra si prompt et si facile, qu'il pourra dispenser peut-être du travail fait au milieu de là journée.

IV. — Moyen de rendre les repas profitables.

Il est plusieurs conditions nécessaires pour arriver à ce résultat. Et d'abord, les deux consultations de Récamier l'ont expliqué d'une façon bien catégorique, il faut que l'homme qui va manger trouve dans son repas, non-seulement la réparation des forces vitales qu'il dépense chaque jour, mais encore des profits capables d'empêcher les mauvaises affaires au point de vue hygiénique, une stimulation de surcroît capable de rétablir l'équilibre nécessaire à la santé. On doit arriver à table dans les meilleures conditions possibles pour pouvoir profiter des mets qui s'y trouvent servis.

C'est pour cette raison que les personnes dont l'estomac est faible doivent prendre un peu d'exercice physique immédiatement avant de manger.

En second lieu, il est bon de considérer le repas comme une opération vraiment sérieuse, comme une affaire très-importante, et, quand on sera persuadé de cette vérité physiologique, on mangera moins vite, on aura soin de mâcher les aliments avant de les avaler, c'est-à-dire avant de les faire descendre dans l'estomac.

Un professeur peut manger convenablement, même avec l'obligation de surveiller et de servir une dizaine d'élèves, seulement il est urgent qu'il utilise tous ses instants et que, dès qu'il ne surveille plus, dès qu'il ne sert plus, il s'occupe consciencieusement de son dîner, si c'est au milieu du jour, de son souper, s'il s'agit du dernier repas.

Quant à ce qui regarde la convenance de tel ou tel aliment, de telle ou telle boisson, quant à l'étude à faire sur la température des aliments et boissons qu'il est nécessaire de choisir, j'en réfère à ce que j'en ai dit dans ma consultation sur les prêtres desservants

V. — Gymnastique indispensable.

Je vous l'ai fait pressentir dès le commencement de cet article, j'en ai même esquissé la démonstration çà et là dans les différents paragraphes que nous avons parcourus, l'exercice physique, la promenade au grand air, la gym-

nastique corporelle, sont absolument nécessaires à tout ecclésiastique devenu professeur.

Il ne m'appartient pas de critiquer ni de réformer les
règlements de certaines maisons d'éducation ; mais enfin
j'ai bien le droit de dire que je ne comprends guère les
raisons qui ont déterminé bien des directeurs à défendre
aux professeurs de se mêler aux jeux et aux récréations
des élèves.

— Les élèves perdraient le respect qu'ils doivent à
ceux qui sont chargés de les diriger et de les instruire.

Franchement cela m'étonne, j'ai été élevé dans des
pensions où les professeurs se faisaient gloire de se mêler à tous nos jeux, ils y gagnaient par l'exercice que
leur procuraient ces sortes de complaisances ; mais la
discipline et la surveillance y gagnaient aussi! quel est
l'élève, si mal disposé qu'il soit, qui aurait été assez
hardi pour commettre quelque sottise sous les yeux mêmes
d'un professeur? Ce que je puis proclamer et ce que j'as-
sure avec toute l'énergie que donne l'expérience, c'est
que nous n'avions pas moins de respect pour les professeurs
qui se mêlaient à nos récréations que pour ceux qu'une
cause ou une autre en tenaient forcément éloignés. Je
livre tous ces faits aux réflexions des supérieurs, des directeurs, en un mot de tous ceux que j'appellerais volontiers l'état-major de l'enseignement. Mais je ne veux point
ici autoriser des reproches, motiver des récriminations et
prêcher insolemment la réforme.

Dans tous les séminaires ou institutions où les professeurs ne sont point admis à prendre part aux récréations
des élèves, il est nécessaire cependant que ces messieurs
prennent un certain exercice physique. Qu'ils profitent de
l'instant où les élèves sont à l'étude pour se promener
ardemment dans les cours; ou, mieux encore, qu'au nom de
leur santé ils obtiennent la permission d'aller une ou

deux heures dans la journée se promener au dehors, et faire de la sorte une gymnastique quotidienne que je regarde comme indispensable.

C'est au moyen de cette gymnastique que l'on remédiera sûrement, non-seulement aux souffrances nerveuses, mais à toutes les stagnations sanguines dont j'ai mentionné les graves inconvénients.

Il n'est personne qui ne puisse en faire l'expérience; quand un travail intellectuel a mis la tête toute en feu, quand, après une étude assidue, on se sent les pieds refroidis, le ventre ballonné et la poitrine embarrassée, il suffit, pour remettre tout l'organisme en équilibre, de marcher, de se promener, d'agir physiquement.

Stimulée par cet exercice physique, la circulation sanguine se ravive et s'accélère, les pieds froids récupèrent de la chaleur, la tête se débarrasse, la poitrine se dilate, toutes les stagnations se trouvent mécaniquement combattues bien plus énergiquement que par les moyens médicamenteux conseillés, en pareille circonstance, par un trop grand nombre de guérisseurs.

Je sais très-bien qu'un bain de pieds bien chaud, opérant une espèce de dérivation, peut souvent retirer de la tête le sang qui s'y trouve trop abondamment accumulé; je sais encore que l'application de ventouses et de sangsues peut combattre, d'une manière fort active, les stagnations sanguines qui s'opèrent vers la poitrine ou dans l'abdomen; mais tous ces moyens sont des médicaments, c'est-à-dire des manœuvres antinaturelles, produisant des commotions, des secousses, et plus d'une fois j'ai vu leur action être suivie d'une réaction déplorable.

Avec l'exercice, avec la gymnastique, au contraire, point de crainte, point de danger! un effet d'autant plus efficace et bienfaisant, qu'il est naturel!

VI. — Obéissance aux idiosyncrasies.

Je l'ai fait pressentir dans l'analyse des faits et dans les remarques tirées de cette étude.

Les idiosyncrasies sont des tyrans auxquels il faut se soumettre sous peine de tortures et quelquefois sous peine de mort.

Tel aliment qui, pour la plupart des constitutions, est un stimulant et devient manifestement profitable, devient, de par les lois terribles de l'idiosyncrasie, un poison pour certains individus.

J'ai dit que les idyosyncrasies sont des servitudes, j'aurais dû choisir le mot esclavage, car je ne connais rien de plus inflexible que ces méchants ennemis intitulés sin-gularités de tempéraments.

C'est précisément parce que j'étais pénétré de cette vérité que, dans mon *Cours d'hygiène populaire*, j'ai pré-venu que chacun doit faire une étude des appétences ou répugnances de son estomac.

C'est par le même motif que j'ai cru devoir avertir les parents, souvent trop rigides, qu'ils ne doivent pas s'en-têter, après deux ou trois tentatives infructueuses, à vou-loir faire manger de tout à leurs enfants.

Il en est de même pour le sommeil; quiconque a besoin de beaucoup dormir ne pourra jamais s'habituer à ces nuits de vieillards qui ne peuvent fermer les paupières que pendant quatre à cinq heures de la nuit.

Enfin, les sujets auxquels l'exercice physique et la prome-nade au grand air sont non-seulement utiles, mais néces-saires, ne peuvent en être sevrés tout à coup sans de graves inconvénients pour leur santé.

VII. — Respect aux indispositions complémentaires.

Le peu que j'ai dit à ce sujet fera comprendre, je l'espère, l'importance de cette prescription.

Quand l'ecclésiastique professeur, dans la crainte d'attirer les plaisanteries de ses élèves ou de suspendre ses travaux, a pris des moyens antisanitaires pour arrêter ses sueurs de pieds, ses migraines, ses hémorroïdes et ses épistaxis, il faut absolument, non-seulement qu'il se repente, mais qu'il fasse une réparation, qu'il se soumette à une pénible pénitence ; il faut absolument qu'il fasse reparaître la sueur des pieds, si témérairement supprimée, les saignements de nez et les migraines arrêtées, il faut qu'il fasse revenir ses hémorroïdes en les rappelant par les moyens que je vais indiquer.

Pour les sueurs des pieds, rien de plus simple : chaque soir, il suffit d'envelopper les deux pieds avec un tissu imperméable, taffetas gommé ou caoutchouc. Cette manœuvre est plus efficace pendant la nuit et le sommeil que pendant le jour et les distrayants travaux de la journée.

Donc chaque soir, en se couchant, le jeune professeur, qui, sur la foi de nos conseils, veut rétablir des sueurs de pieds inconsidérément supprimées, aura soin d'envelopper l'un et l'autre de ses pieds avec du coton cardé, puis de recouvrir ce coton, une fois mis en place, avec de la toile imperméable, et enfin de s'arranger pour que ses deux topiques ne puissent pas être dérangés, c'est-à-dire qu'il faut des bas très-larges capables d'incarcérer tout l'appareil, ou bien au moins une de ces longues bandes roulées qu'on tourne, qu'on retourne, qu'on applique, qu'on réapplique, et qui, bien mises en place, valent des bottes et sont aussi immuables que des chaussures en caoutchouc.

Comme cette manœuvre attendrit considérablement la

peau des pieds et y détermine une impressionnabilité considérable, le matin au réveil, après avoir retiré l'appareil sudorifique pour chausser le bas classique et tous les vêtements ordinaires des pieds, il sera bon, il sera prudent de mettre doubles chaussettes, c'est-à-dire de chausser les pieds, non-seulement de bas de laine, mais de petits chaussons de flanelle immédiatement appliqués sur la peau.

Pour rétablir les saignements de nez et souvent pour ramener les migraines complémentaires, il est nécessaire d'aspirer par le nez, en guise de tabac à priser, de la poudre grossière de bétoine ou azarum, poudre sans parfum, mais tellement excitante, qu'elle détermine parfois des saignements de nez artificiels et peut causer dans les cavités nasales une inflammation qui réagit jusque sur le cerveau, un petit incendie tout local qui n'a rien de bien terrible, mais qui devient essentiellement agaçant.

Quand, à la suite des prises que je viens de conseiller, le nez se trouve échauffé, l'arrière-gorge devient douloureuse, on y remédie facilement et promptement en reniflant du lait tiède, ou mieux encore du lait dans lequel on a fait bouillir deux ou trois figues sèches.

Pour ce qui est des hémorroïdes, il est un moyen bien simple de les raviver, c'est d'appliquer dans le voisinage de la région où ces sortes de varices se développent, quatre à six sangsues, pas davantage. Le peu de sang tiré par les petites sanguinaires équivaudra toujours au sang répandu par la maladie complémentaire que je recommande de respecter. Puis, comme chaque piqûre de sangsues une fois séchée se gonfle, s'échauffe et démange, elle attire tout mécaniquement vers les régions où elle se trouve un afflux sanguin, qui, dans les circonstances dont nous parlons, aide bien vite au rétablissement des hémorroïdes.

Je n'ajoute plus que quelques mots.

VIII. — Surexcitants à redouter. — Café, tabac.

Les mêmes raisons qui poussent l'ecclésiastique professeur à se coucher très-tard en se levant matin, le déterminent quelquefois à prendre tous les excitants capables d'empêcher le sommeil. Aussi, depuis que les cafetières à esprit-de-vin sont offertes et vendues à tous les amateurs, bon nombre de professeurs, non-seulement en usent, mais en abusent. On se fait une bonne petite tasse de café chez soi sans que personne en sache rien, ou bien on en fait deux, et l'on invite le professeur voisin à venir partager le régal. Si cela n'avait lieu que de loin en loin, par cas fortuit ou par impérieuse nécessité, je me garderais d'élever ici la moindre récrimination; mais souvent il arrive qu'après avoir pris une tasse de café un soir, le jeune professeur veut en prendre une encore le soir suivant et puis le soir d'après, et de cette façon l'habitude s'établit, le café devient presque obligatoire, la servitude est manifeste.

Il est bon d'avertir que l'infusion de café est l'un des liquides les plus excitants de tous les liquides vantés par la gastronomie. Le café surexcite tellement la circulation du sang, que, pris sans discernement, non-seulement il entrave le sommeil et empêche par conséquent la réparation spéciale que le sommeil est chargé d'effectuer, mais il donne des palpitations de cœur, des pandiculations dans les bras et des inquiétudes dans les jambes.

En même temps que le café, je me crois obligé d'anathématiser le tabac. Tout d'abord on accepte une prise plutôt par complaisance que par goût, on en renifle quelques grains et on en rejette les trois quarts par terre. Le peu de poudre aspirée suffit pour déterminer trois à quatre éternuments, qui secouent, qui réveillent, qui semblent éclaircir la vue et ranimer toutes les pensées.

Bientôt, au lieu d'accepter à l'occasion, par l'étrange raison que l'on ne peut pas refuser, on va chercher, on demande :

— Qu'est-ce qui a une prise. — Donnez-moi donc une prise, pour me secouer un peu.

Enfin, on achète une tabatière. Au premier jour on ne prend que trois, quatre ou cinq prises, mais insensiblement on arrive à dix, puis à vingt, puis à cent ! — J'ai connu des professeurs ecclésiastiques qui se bourraient le nez de poudre de tabac pendant les classes, les récréations, les études, en un mot pendant toute la journée.

C'est un abîme à éviter, un défaut à craindre, un esclavage à briser.

Je n'entends pas donner aux gens qui prisent beaucoup le conseil de briser tout à coup avec cette tyrannique coutume. Ils doivent procéder à leur émancipation avec diplomatie, avec adresse.

Quiconque prise une grande tabatière par jour peut très-bien s'astreindre d'abord à n'en priser que les trois quarts; puis, diminuant sans cesse, il arrive à ne consommer que la moitié du contenu de sa petite boîte à tabac. A la longue il pourra se contenter du quart; mais ce n'est qu'après des mois et quelquefois après des années qu'il pourra s'en affranchir tout à fait.

IX. — Hypocondrie à craindre.

La plupart des jeunes gens qui se sentent mal à l'aise sont disposés à s'en inquiéter outre mesure quand des distractions quotidiennes ne viennent pas les enlever à leurs décourageantes réflexions.

Le prêtre professeur qui se trouve si souvent seul, enfermé chez lui, abandonné à ses seules réflexions, est plus disposé que tout autre aux inquiétudes secrètes et aux craintes imaginaires qui engendrent les idées noires.

Le jeune homme du monde, en effet, a toujours un entourage quelconque, des parents, des amis, une famille, et cette circonstance, en l'obligeant à bien des distractions, l'empêche de se replier sur lui-même, de s'inquiéter et de s'épouvanter au moindre petit accroc survenu à sa santé. Mais l'ecclésiastique dévoué aux rudes travaux de l'enseignement n'a souvent personne d'assez intime pour en faire le confident de ses misères. Eh bien, qu'il ait nombre d'amis autour de lui, il ne s'en trouve pas d'assez dévoué pour dire à M. le professeur :

— Mon ami, vous jouez le rôle du malade imaginaire. — Mon cher, je deviendrais malade sérieusement moi-même, si je voulais m'astreindre à faire toute la journée la mine piteuse que vous nous montrez aujourd'hui.

Toutefois, et ce sera là la clôture de ce long article, je ne veux pas que, sous le précieux prétexte de ne point tomber dans les lubies d'un malade imaginaire, ni par le désir bien naturel de se montrer actif et courageux, un ecclésiastique professeur néglige ses indispositions et ne cherche pas à combattre les moindres menaces de maladies.

J'ai établi dans un autre ouvrage qu'en dehors de certaines, maladies bien graves qui prennent un caractère foudroyant, toutes les affections sérieuses, frappant sur la nature humaine, sont précédées de symptômes avant-coureurs qui annoncent leur approche et prédisent sûrement leur apparition. J'ai dit encore qu'on peut empêcher souvent ces maladies en se barricadant contre leurs menaces, en médicamentant leurs premiers symptômes.

J'ai cru nécessaire de rapporter ici ces importants conseils et c'est par là que je veux clore toute cette consultation.

DEUXIÈME PARTIE

LE PRÊTRE ET LA MÉDECINE

DEUXIÈME PARTIE

LE PRÊTRE ET LA MÉDECINE

DROITS LÉGAUX

I. — Il faut faire à un autre ce que tu voudrais qu'il te fît.

Ce n'est pas uniquement une maxime religieuse et chré-
ienne, c'est un dicton plein de sagesse, une loi de simple
philanthropie, c'est-à-dire d'humaine charité.

Vous voilà bien portant; tout satisfait de votre résistance vitale, énergiquement encouragé par votre bonne
santé, vous ne reculez devant aucune fatigue, vous n'avez
peur d'aucun obstacle, et vous vous élancez dans la carrière, prêt à franchir d'un bond tous les embarras.

— Qu'ai-je à craindre ? je suis vaillant et fort, je puis
écarter d'un seul geste quiconque voudrait me barrer le
chemin. En route ! à l'œuvre, et hâtons-nous de parcourir la longue route qui se déroule devant nous.

Oui ; mais, dès les premiers pas, vous pouvez être arrêté
par une catastrophe, terrassé par un accident inattendu,

un coup, une blessure, une maladie qui commence, une syncope, un simple malaise, ou une terrible hémorrhagie.

Est-ce qu'en pareille circonstance, répondez-moi franchement, vous ne seriez point enchanté de voir arriver un inconnu, ou mieux encore un véritable ami, se précipitant l'un ou l'autre à votre secours. Vous êtes pris d'une hémorrhagie foudroyante, on panse, on tamponne, on manœuvre de façon à arrêter le sang ; vous êtes terrassé par une syncope, on emploie les moyens les plus efficaces pour rétablir la circulation, pour vous rendre le sentiment, le mouvement et la vie. Enfin, c'est une blessure que l'on ferme, une maladie que l'on arrête, mille petits obstacles que l'on vous aide à franchir. Oh ! vous en serez reconnaissant, j'en suis sûr, car vous n'avez pas seulement de l'intelligence et du sentiment, vous avez de la reconnaissance et du cœur.

Eh bien, ce que les autres ont fait pour vous secourir, il est juste, il est bon, il est nécessaire que vous le fassiez vous-même pour les malheureux que vous pourriez trouver dans la pénible situation que je viens de décrire.

J'ai démontré très-péremptoirement, à mon avis, dans le volume intitulé la *Médecine des accidents*, que tout le monde doit être un peu médecin ; j'ai prouvé, dans d'autres publications, que les notions médicales sont, en quelque sorte, instinctives à la nature humaine.

Aujourd'hui, de par la raison et la simple humanité, je déclare bien formellement que tout prêtre doit savoir un peu de médecine et utiliser, quand l'occasion s'en présente, ce qu'il sait en cette matière.

II. — Craintes légitimes des autorités ecclésiastiques.

Il est arrivé plusieurs fois que de bons curés de campagne, non-seulement ont été dénoncés à leurs évêques comme s'occupant de médecine, mais même ont été appelés devant les tribunaux pour répondre à l'accusation d'exercice illégal du grand art de guérir.

Il en résulte fort logiquement que les évêques, les grands vicaires et les curés de canton éprouvent des craintes bien compréhensibles quand ils apprennent que quelques-uns des prêtres qui leur sont subordonnés visitent et soignent les malades, donnent ou prescrivent certains médicaments; il est si pénible de voir un ecclésiastique honteusement traîné devant un tribunal! il en résulte une impression mauvaise pour un grand nombre de gens qui viennent à le savoir. C'est la malheureuse histoire du qu'en dira-t-on arrivée à sa plus grande puissance.

On ne s'occupe point, en effet, de savoir si l'ecclésiastique inculpé a tort ou raison, on va partout répétant avec des hélas plus méchants que sympathiques :

— Ne savez-vous pas que M. le curé a été appelé devant les juges? N'est-il pas malheureux qu'un ecclésiastique se mette dans le cas d'être traîné devant les tribunaux?

Et puis, comme on ne donne aucune explication, la plupart des auditeurs en inventent, on soupçonne ceci, on raconte cela; il en résulte bien des mauvaises paroles, bien des déboires, ou tout au moins un regrettable scandale.

Je conçois donc que les autorités ecclésiastiques défendent aux prêtres desservants tout ce qui pourrait les faire accuser par les médecins, de ce qu'on appelle, en droit, exercice illégal. Mais qui n'entend qu'une cloche n'entend qu'un son. Pour bien juger d'une affaire, il est bon non-seulement d'interroger les deux parties intéressées, mais d'écouter les raisonnements de l'expérience, les explications de la sagesse, le simple plaidoyer du sens commun. On prétendait jadis que les prêtres n'avaient pas les droits civiques, qu'ils ne pouvaient ni témoigner, ni voter, ni tester; de logiques réclamations ont fait comprendre toute l'absurdité de ce système....

Tout en étant ecclésiastique, le prêtre est un citoyen, et souvent meilleur que bien d'autres, un homme très-certainement préférable à tous ceux qui crient contre lui. On a tant vanté l'égalité et la fraternité depuis quelques années, qu'on me permettra bien de réclamer pour le clergé, non point des exemptions, non pas des priviléges, mais les prérogatives communes et les droits de tous.

Or c'est à ce titre-là que je viens dire aux prêtres desservants :

— Vous pouvez, comme tous ceux qui vous entourent, et sans redouter les criailleries de la caste médicale, exercer la médecine des accidents et vous montrer habiles dans l'art important de soigner les malades.

Bien plus, je prétends montrer qu'après cette raison de droit commun le prêtre est poussé, par un devoir tout spécial, à cette médecine de circonstance.

III. — Droit et devoir.

Certes, on ne refusera à personne le droit de secourir son frère en péril; qu'importent les récriminations de certains officiers de santé? Un homme se blesse sur la grande route, est-ce qu'il est au monde une loi qui me défende de le panser? est-ce que je serai obligé, pour le secourir, d'aller chercher un guérisseur qui en sait souvent moins que moi, et qui n'aura ni mon zèle ni mon empressement? Mais alors défendez au peuple d'éteindre les incendies par la sotte raison que tout le monde n'est point incorporé dans le corps spécial des sapeurs pompiers! Défendez aux braves nautoniers de se jeter à l'eau et d'affronter la mort pour retirer des flots un homme prêt à périr! Défendez à une sœur de charité, appelée en toute hâte près d'un enfant qui s'est inconsidérément empoisonné, de faire vomir le petit malade et de donner du contre-poison !

Alors placez de distance en distance, dans toutes les villes, dans tous les bourgs, dans toutes les rues, non-seulement sur les grands chemins, mais sur les chemins de traverse, — des officiers de santé... comme on place des cantonniers sur ces voies rapides et merveilleuses qu'on appelle des chemins de fer...

Hélas! hélas! on ne peut pas même trouver assez de médecins pour secourir et soigner convenablement les habitants de nos campagnes; il faut donc bien laisser au dévouement religieux le droit de suppléer à l'absence des experts, et permettre aux prêtres de soigner le corps tout en consolant l'âme, tout en calmant les agitations de l'esprit.

Les prêtres ont le droit d'exercer une certaine médecine, je l'établirai tout à l'heure; mais je vais plus loin, et je prétends, — on comprend que c'est là une opinion toute personnelle, — je prétends que c'est leur devoir, ils le doivent par charité, ils le doivent pour faire admettre, pour faire aimer et pour répandre plus facilement les préceptes consolateurs de la religion.

J'en ai fait entrevoir l'explication dans l'introduction de cet ouvrage.

On a tant crié contre le clergé, on a tant calomnié les pratiques religieuses, que bien des gens sans éducation, et les paysans spécialement, ont peur des prêtres et redoutent par conséquent les sacrements qu'ils sont chargés d'administrer. Il en résulte que bon nombre de villageois, non-seulement ont peur de recevoir la visite de leurs curés, mais éprouvent une espèce de honte quand leur pasteur, après avoir pénétré chez eux d'autorité, les quitte cordialement en leur tendant la main.

— Ah! mon Dieu, Jacques qui m'a vu! Les voisins d'en face qui me regardaient de tous leurs yeux, on va s'imaginer que je tombe dans la dévotion, et que M. le curé a fait de moi un prosélyte....

Et puis, quand vient l'heure suprême, quand commence le dénoûment d'une mortelle maladie, quand l'homme, arrivé sur le bord de la tombe, ne doit plus songer qu'à une chose, à se réconcilier avec Dieu ; — je l'ai dit dans l'*Art de soigner les malades*, — le prêtre, qui se présente sans prétexte, apparaît comme l'annonce d'une sentence capitale, comme l'arrêt d'un irrévocable trépas!

— Arrière! arrière! que me veut ce sinistre messager? Il espère me voir mourir, sans doute; je ne veux point l'écouter, moi! je ne veux pas le voir, oh! ne le laissez point entrer!

Et le prêtre desservant, rebuté par cette âme en péril, souvent, malgré ses insistances apostoliques, est contraint de retourner chez lui sans avoir pu rien obtenir, sans être récompensé par la plus petite concession.

Supposons, au contraire, que le bon curé de village, s'adonnant charitablement à l'art difficile de soigner les malades, se présente chez un moribond; quelque craintif, quelque malade qu'il soit, le prêtre sera toujours bien reçu; il sera même accueilli avec reconnaissance, attendu qu'il a l'air de se présenter tout simplement pour tâter le pouls du patient, pour apprendre à ceux qui l'entourent à exécuter convenablement les ordonnances du médecin, pour conseiller un remède qui soulage, pour indiquer et préparer lui-même une boisson capable de rafraîchir. Admis sans répulsion, le bon prêtre peut agir, surtout il peut parler, quand il aperçoit que ses avis religieux sont urgents, pressés, nécessaires.....

Je pose en fait qu'à l'aide de cette médecine, — fort limitée, j'ai soin de le dire, — dont je conseille l'étude et l'exercice au prêtre desservant, un curé peut être reçu partout et parvenir à donner les derniers sacrements à tous les moribonds de sa paroisse. C'est là ce qui m'a fait dire que, non-seulement il avait droit de visiter et de soigner les malades, mais que, dans le but de faire triompher la religion et de gagner des âmes à Dieu, il devait regarder certaines pratiques médicales comme une nécessité, comme un devoir.

IV. — Je n'ai pas voulu m'en rapporter à moi seul.

On comprend que dans une question de cette nature j'ai tenu à donner un autre avis que le mien.

Il s'agissait d'établir, le code en main, de par la science de la légalité et avec les arguments du *droit* proprement dit, si un prêtre pouvait être inquiété pour avoir soigné, consolé, visité et guéri ses paroissiens...

En conséquence, je me suis adressé à un avocat distingué dont il ne m'appartient pas de faire l'éloge, puisqu'il me traite en ami, mais dont je puis au moins attester la conscience et le savoir.

Voici quelle a été sa réponse.

LA LOI

A Monsieur le docteur Jules Massé.

Mon cher docteur,

C'est avec bien de l'intérêt que j'ai lu les quatre premiers volumes de votre nouvelle *Encyclopédie de la santé.*

Je ne vous dirai pas tout le bien que j'en pense. Je veux seulement vous féliciter d'avoir entrepris ce travail. Il me semble destiné au bonheur de l'humanité. Voici pourquoi je suis convaincu qu'il atteint ce but.

Dans notre pays, il y a, il faut bien le dire, une triste médecine. C'est celle de certains officiers de santé de nos campagnes. Et vous savez si ces officiers de santé sont nombreux !

Au commencement de ce siècle, l'homme prati-

que, l'homme de bon sens par excellence, Napoléon,
avait vu distinctement la plaie.

« Ne croyez-vous pas, disait l'empereur à Corvisart, que, vu l'incertitude de la médecine en elle-
même et l'ignorance des mains qui l'emploient, ses
résultats, pris en masse, sont plus funestes au peuple
qu'utiles? Corvisart en convenait franchement. »
(*Mémorial de Sainte-Hélène*, tome II, page 351.)

Ces idées sont celles de tous ceux qui ont vu les
pays malheureux que la médecine n'a pas dotés de
ses docteurs.

C'est pourquoi, je le répète, l'humanité va gagner
à avoir ces petits manuels pratiques, si clairs, si
sûrs, qui mettent la vraie science, c'est-à-dire la
science simple et expérimentée, entre les mains des
curés, des desservants, et des sœurs que le dévouement de la charité rend si intelligentes.

Mais cet ouvrage ne fera pas tout le bien qu'il doit
faire si les curés, les desservants et les sœurs peuvent
être inquiétés dans l'accomplissement de leur sainte
mission.

Est-ce que la loi française prive le peuple et la
médecine de ces dévoués auxiliaires?

Est-ce qu'ils seront coupables du délit d'exercice

illégal de la médecine, s'ils se renferment dans les limites que leur désintéressement et la prudence leur assignent?

Telles sont les questions qui préoccupent notre esprit.

Vous demandez à la science du droit de vous rassurer.

N'ayez aucune inquiétude: vos livres auront l'utilité qu'ils doivent avoir.

Sans avoir fait des recherches, au premier abord, mon respect pour la loi, mon estime pour la magistrature intelligente chargée de l'appliquer, m'avaient dicté ma réponse.

Les poursuites n'étaient pas à craindre, ou, si elles étaient exercées par le ministère public, les juges sauraient les écarter.

L'examen et l'étude n'ont fait que confirmer la réponse que le bon sens me dictait.

La législation qui régit l'exercice de la médecine est assez simple, et les textes qui contiennent les prohibitions légales sont peu nombreux.

En effet, ces prohibitions sont comprises dans les articles 35 et 36 de la loi du 19 ventôse an II, ainsi conçus :

« Art. 55. — Six mois après la publication de la présente loi, tout individu qui continuerait d'exercer la médecine ou la chirurgie, ou de pratiquer l'art des accouchements sans être inscrit sur les listes dont il est parlé aux articles 25, 26 et 54, et sans avoir de diplôme, de certificat ou de lettres de réception, sera poursuivi et condamné à une amende pécuniaire envers les hospices.

« Art. 56. — Ce délit sera dénoncé aux tribunaux de police correctionnelle, à la diligence du commissaire du gouvernement près ces tribunaux.

« L'amende pourra être portée jusqu'à 1,000 fr. pour ceux qui prendraient le titre et exerceraient la profession de docteur;

« A 500 fr. pour ceux qui se qualifieraient d'officiers de santé et verraient des malades en cette qualité;

« A 100 fr. pour les femmes qui pratiqueraient illicitement l'art des accouchements.

« L'amende sera double en cas de récidive, et les délinquants pourront, en outre, être condamnés à un emprisonnement qui n'excédera pas six mois. »

Il suffit de lire ces textes pour avoir la conviction

que la loi a voulu frapper ceux qui feraient, sans les garanties exigées par la loi, *métier de médecin*, c'est-à-dire ceux qui, sans titre, ne feraient pas la médecine par charité et désintéressement, mais pour en tirer un lucre.

Et, après avoir frappé ces mercenaires, que n'éclairait ni le flambeau de la science, ni le flambeau de la charité, la loi a aggravé la peine pour ceux qui tromperaient la confiance du public en prenant un titre mensonger.

Voilà ceux que la loi a voulu punir, et non les vénérables prêtres, curés ou desservants, et les saintes sœurs de charité.

Du reste, il suffit de se reporter à la date de la loi de ventôse an II, pour voir qu'elle n'a été faite que pour protéger la santé du peuple contre les audacieuses entreprises des charlatans cupides et ignorants qui faisaient métier de la médecine et désolaient alors les villes et les campagnes.

Il n'est peut-être pas hors de propos de rappeler ici les paroles de Thouret en soutenant la loi ; elles indiquent sa véritable portée et les besoins de l'époque.

« Après une affreuse anarchie, pendant le long

silence des lois, le désordre a gagné de toutes parts et s'est établi dans le domaine de l'art de guérir.

« Des hordes d'empiriques assiégent les places dans les cités, se répandent dans les bourgs, dans les campagnes et portent, partout la désolation et l'effroi.

« Vous ferez cesser cette calamité publique, vous mettrez un terme au brigandage qui règne. » (*Moniteur* du 19 ventôse.)

Est-ce à dire pour cela que chacun de nous a le droit de se mêler à tout propos de la santé publique, de faire des ordonnances et consultations?

Il est certain qu'un particulier qui fait à des malades dè nombreuses visites, alors même qu'il ne signe aucune ordonnance ou consultation, est suspect, et qu'il y a beaucoup à parier qu'il dissimule habilement l'exercice illégal de la médecine.

Celui-là sera suspect aux tribunaux, qui auront à faire une appréciation souveraine et éclairée des faits et des personnes.

Mais ceux à qui votre livre s'adresse spécialement,

les curés, les desservants, les sœurs de charité, ne peuvent pas être mis dans le même état de suspicion.

Leur ministère de patronage et de charité en fait les conseillers nécessaires de leurs paroissiens et voisins malades.

Aussi, lorsque le Conseil d'État a eu à s'occuper de cette question et à décider si les personnes ecclésiastiques pouvaient être poursuivies pour exercice illégal de la médecine pour avoir donné des conseils et des avis, ou prodigué des soins, il n'a pas hésité et il a fixé d'une manière ferme et nette les conditions qui devaient être observées par les ecclésiastiques.

Voici cette décision mémorable, qui porte la date du 8 vendémiaire an XIV.

« Le conseil d'État, qui, d'après le renvoi fait par Sa Majesté Impériale et Royale, a entendu le rapport de la section de l'intérieur sur celui du ministre des cultes, exposant que les prêtres, curés ou desservants, éprouvent des désagréments à *raison des conseils ou soins qu'ils donnent à leurs paroissiens malades*, et demandant l'autorisation d'écrire aux préfets que l'intention de Sa Majesté n'est pas que les curés soient troublés dans l'aide qu'ils donnent à leurs paroissiens, *par leurs secours et leurs conseils dans leurs maladies, pourvu qu'il ne s'agisse d'aucun accident qui intéresse la santé publique, qu'ils ne signent ni ordonnances ni consultations, et que leurs visites soient gratuites,*

« Est d'avis

« Qu'en se renfermant dans les limites tracées dans le rapport du ministre des cultes ci-dessus analysé, les curés et desservants n'ont rien à craindre des poursuites de ceux qui exercent l'art de guérir ou du ministère public chargé du maintien des règlements, puisqu'*en donnant seulement des conseils et des soins gratuits* ils ne font que ce qui est permis à la bienfaisance et à la charité de tous les citoyens, ce que nulle loi ne défend, ce que la morale conseille, ce que l'administration provoque, et qu'il n'est besoin, pour assurer la tranquillité des curés et desservants, d'aucune mesure particulière. »

Ainsi les principes se dégagent très-nettement.

Les *conseils* et *soins gratuits* sont permis. La signature des ordonnances et des consultations, l'exécution des opérations, constituent l'exercice illégal de la médecine et de la chirurgie.

Cet avis du conseil d'État, qui interprète la loi de de ventôse an II, ne s'applique pas seulement aux prêtres, curés et desservants, mais à tous les amis de l'humanité souffrante.

Il consacre ces principes une fois de plus en faveur de ce clergé français, qui a eu toujours le privilége du dévouement à toutes les douleurs.

Cette décision de vendémiaire an II, qui suit de quelques années seulement la loi, me semble, cher docteur, trancher toute difficulté et ouvrir de larges voies à tous ceux qui voudront, en se pénétrant de vos enseignements, s'associer à votre œuvre de bienfaisance.

ALBERT HUET,

Avocat à la Cour impériale de Paris.

Paris, le 6 juillet 1855.

COMMENTAIRES

I. — Spécifions bien.

L'avis du conseil d'État, j'espère, est assez franc, assez net, assez catégorique.

On voit que je ne m'avançais pas trop en prétendant que les prêtres, comme toutes les personnes bienfaisantes, avaient le droit d'exercer une espèce de médecine toute de charité.

Nos légistes le disent : « Ils ne font que ce qui est permis à la bienfaisance, ce que la morale conseille, CE QUE L'ADMINISTRATION PROVOQUE. »

Ainsi, non-seulement on permet, mais on demande! Non-seulement on autorise, mais on encourage!

Quant à nous, nous applaudissons de tout cœur à une décision de cette nature; elle nous paraît si humaine, si simplement raisonnable, que nous étions bien sûr de la trouver. — La justice n'est-elle point finalement une affaire de bon sens?

Il est vrai que le sens commun est un peu comme le soleil. Quand des terres humides et froides s'élève un brouillard épais et malsain, quand des grands chemins et des plaines sablonneuses surgissent des tourbillons de poussière, l'astre du jour se trouve momentanément obscurci. — De même, parfois la raison semble disparaître derrière les brouillards de la mauvaise volonté, derrière la poussière des passions.

C'est pour cela que, tout en ayant droit, il faut agir avec prudence et prendre toutes les précautions nécessaires pour ne pas être inquiété.

II. — Limites qu'il ne faut pas franchir.

Et d'abord, il faut que les soins donnés soient entièrement, absolument gratuits. Autrement ce ne serait plus des actes de bienfaisance !

Je connais des bonnes sœurs de charité qui se sont trouvées traquées et accusées par de méchants officiers de santé jaloux de leur concurrence, et qui ont été condamnées ; pourquoi ? parce qu'elles avaient reçu, à titre d'aumônes, mais en reconnaissance aussi des médicaments qu'elles avaient procurés, non pas même de l'argent, mais de la farine, des légumes, du cidre, bref, des denrées alimentaires !

Un prêtre qui consent à étudier, puis à exercer cette espèce de médecine élémentaire que je recommande, moi, à tous les curés de campagne, doit refuser d'accepter aucun cadeau des paroissiens qu'il a visités et soignés.

Je sais bien qu'il est parfois difficile de fermer les portes à l'amitié et d'enchaîner la reconnaissance.

— M. le curé a sauvé la vie à deux de mes enfants, s'écrie une bonne grosse fermière en fourrant les deux mains dans les poches de son tablier plus ou moins blanc ; eh bien, moi, je veux lui faire plaisir à ce brave homme. Je ne lui offrirai pas d'argent, je suis sûre qu'il me le refuserait et qu'il en serait offensé ; mais je sais qu'il admire mes poules *panachées*, mes pigeons *pattus*, et qu'il n'en a pas dans sa basse-cour, je vais en porter une paire de chaque à Madeleine, sa gouvernante.

— Moi, dit un autre paroissien, M. le curé m'a coupé les fièvres ; je sais qu'il aime les fleurs ; je veux lui faire une petite surprise ; pendant qu'il sera sorti, je m'introduirai dans le jardin du presbytère, et j'y planterai ces deux magnifiques rosiers...

Puis le meunier veut donner de la farine, le nourrisseur envoie des chevreaux ou bien un quartier de porc frais.

Tous ces braves gens ont tort et le bon prêtre desservant doit tout rendre, tout refuser, bien entendu dans les circonstances que nous avons supposées, c'est-à-dire si M. le curé a visité et secouru, dans leurs maladies, le nourrisseur, le meunier, le paysan et la fermière.

En effet, la farine se vend, les chevreaux, les poules et les pigeons se vendent aussi, il n'est pas même jusqu'aux fleurs qui ne puissent être considérées comme valeur, comme objet de commerce, comme marchandise. Qu'en résultera-t-il ? Que si M. le curé accepte l'un ou l'autre de ces présents, un ennemi l'accusera de recevoir une rétribution pour les soins et conseils qu'il a donnés à ses paroissiens malades.

En second lieu, il ne faut ni écrire ni signer la moindre ordonnance.

— Mais ces braves gens vont oublier ?

— Tant pis !

— Quand je trouve le malade à peu près seul, c'est-à-dire soigné par un vieillard infirme ou des enfants incapables de bien comprendre mes recommandations, ne puis-je écrire quelques lignes pour renseigner les personnes absentes qui ne tarderont pas à rentrer ?

— Pas une ligne, pas un mot.

Je vais même plus loin ; je crois qu'un prêtre prudent à

qui l'on écrira pour demander des conseils relatifs à la santé ne doit pas répondre par écrit.

On aura beau me dire :

— Nous ne sommes plus au temps du cabinet noir, à l'époque où, par défiance ou par tyrannie, les gouvernements faisaient ouvrir sournoisement toutes les correspondances. Dieu merci, le secret des lettres est sacré aujourd'hui.

— Le secret d'une lettre cachetée, c'est possible, mais celui d'une lettre ouverte, perdue, trouvée, ramassée par un adversaire ou tout au moins par un voisin malveillant ! croyez-moi, il n'est pas seulement douteux, il est impossible.

Ne comprenez-vous pas que cet homme qui voit votre signature veut naturellement savoir ce que vous avez dit, fait, écrit ; et le veut avec d'autant plus de force que la délicatesse le lui défend. — Alors il lit, puis il fait lire à d'autres, et puis un méchant *avocat* s'écrie qu'il y a délit de votre part et conseille de vous dénoncer en envoyant votre lettre au parquet...

Je crois bien que devant des juges de bon sens vous seriez acquitté, absous ; mais enfin vous auriez à subir tous les ennuis, toutes les perplexités d'un procès.

N'écrivez donc jamais ni ordonnance, ni prescription, ni conseils relatifs à la santé, rien enfin qui puisse être taxé de *consultation*.

III. — Précaution excellente.

Un bon prêtre, désireux d'être utile à ses paroissiens, au moral d'abord, puis au physique (par occasion, par diplomatie, par nécessité), doit chercher tous les moyens convenables pour vivre en bonne intelligence avec le médecin ou les médecins qui visitent, soignent et *médica-*

mentent ses paroissiens. Si le médecin est intelligent, charitable, religieux, l'entente cordiale n'est point difficile.

Si, comme il arrive, hélas ! trop souvent, l'Esculape campagnard se pose en matérialiste, en incrédule, en esprit soi-disant fort, l'accord n'est pas impossible non plus.

Quand au moyen âge deux champions, tous deux bardés de fer, revêtus de cuirasses résistantes, couverts de larges boucliers, désireux de montrer leurs forces, se présentaient en champ clos, le vainqueur n'était pas toujours le plus fort, mais le plus habile ; celui qui, tout en s'abritant sous son égide, connaissant le fort et le faible de son adversaire, savait profiter de ces notions, c'est-à-dire frappait au défaut de la cuirasse et profitait, pour exécuter cette manœuvre, des impétueux mouvements de son ennemi. — Un bon prêtre qui veut vivre en bonne intelligence avec un médecin irréligieux, doit le faire pour deux motifs, pour le bien de tous ses paroissiens d'abord et pour le bien du médecin lui-même, qu'il peut harceler, convaincre, vaincre en un mot, dans le pacifique champ clos de l'attachement et de l'amitié ; pour triompher il faut qu'il profite des défauts de la cuirasse, il faut qu'il prenne cet homme par son faible, par ses mauvais instincts, par ses passions.

Le médecin irréligieux est mû généralement par deux mobiles : la vanité et l'intérêt.

C'est parce qu'il se croit fort intelligent, fort instruit, fort capable, que, ne pouvant comprendre les grandes vérités de l'Évangile, les saints mystères de la foi, il les nie, il les dénigre. Pauvre homme ! il devrait, pour être logique, refuser de manger du pain, attendu qu'il ne saurait expliquer comment un grain de blé jeté dans la terre produit une gerbe d'épis. — Mais il n'y a pas grande logique à espérer de ces intelligences outrecuidantes.

— Ces messieurs vous répondent avec la plus étrange des prétentions :

— Nous ne sommes pas des imbéciles, nous ne comprenons pas, nous n'admettons pas, on ne nous en fait point accroire, à nous!

Et ils se disent incrédules pour paraître doués d'une intelligence d'élite.

Et puis, à leurs yeux, les principes ou plutôt les arguments matérialistes les distinguent de la foule et leur donnent un petit air savant, un certificat de travailleur qui ne leur paraît point à dédaigner.

— On comprendra que si je ne me soumets point aux enseignements de l'Église, c'est que j'ai fait des études médicales approfondies, c'est que je connais toute la structure du corps humain, c'est que j'ai vraiment étudié, enfin.

Le malheureux a souvent plus étudié les mœurs d'estaminet que l'anatomie et la physiologie, mais qu'importe! il croit que son irréligion prouve le contraire, et par conséquent il affecte de se montrer irréligieux.

En sa qualité d'incrédule, — j'ai prouvé que l'incrédulité était toujours une comédie, — le médecin de campagne, qui se dit matérialiste, devient nécessairement l'adversaire du digne pasteur chargé par les autorités ecclésiastiques d'instruire, de gouverner et de desservir le hameau, et puis des sœurs de charité, si la localité en possède, et puis de tous ceux que les préceptes de l'Évangile poussent aux œuvres méritoires de la charité.

Eh bien, je prétends que le prêtre desservant ne doit pas se laisser rebuter par d'aussi mauvaises dispositions, et j'en donnerai les raisons quand j'aurai dit quelques mots du second motif qui détermine bien des officiers de santé à se montrer irréligieux.

C'est le désir de gagner de l'argent, d'acquérir un peu

de renom, une espèce d'influence ; en un mot, c'est un prosaïque intérêt.

Chacun d'eux fait à peu près le raisonnement que voici :

— Si j'allais à l'église comme un simple paysan, si je faisais des prières comme toutes les bonnes femmes, on me prendrait pour un homme ordinaire, ignorant, bonasse, comme tous ces gens-là. D'un autre côté, il n'y aurait plus qu'un parti dans le village, celui de la religion ; je me trouverais enrôlé sous la bannière commune, et, paisible agneau, il me faudrait obéir à la houlette du pasteur. — Je serais peu connu, moins en évidence, et les malades, ayant moins de confiance en moi, ne m'appelleraient que rarement ; avec moins de popularité, moins de visites ; or, moins de visites, moins d'argent.

Et puis, je serais bien contraint, par ma docilité religieuse, de laisser toutes les personnes prétendues charitables faire la médecine à leur fantaisie, par conséquent ma clientèle se trouverait nécessairement amoindrie.

Donc mieux vaut être méchant, casseur, matérialiste ! De la sorte je deviendrai chef de clique, je me poserai en personnage, je défendrai le terrain médical avec la colère d'un bouledogue agacé ; je me ferai connaître, je me ferai craindre et je me ferai bien payer !

Je prétends qu'il n'est point impossible à **MM.** les curés de vivre en bonne intelligence avec des médecins de cette nature, et je dis qu'il faut mettre tout en œuvre pour arriver à cette entente.

Le médecin est orgueilleux : il faut l'aborder par des compliments, l'assouplir par des mots flatteurs et lui donner la satisfaction de vous voir très-humble devant lui.

Le médecin est intéressé : il faut lui démontrer que vous pouvez l'aider à augmenter sa clientèle et à doubler ses honoraires.

Permettez que je donne ici un spécimen du langage à tenir et toutes les précautions oratoires à employer.

— Monsieur le docteur, — le médecin de campagne est le plus souvent officier de santé, mais appelez-le docteur, cela lui fera plaisir, — j'ai tenu à vous rendre visite pour vous assurer de mon dévouement et de ma considération. Nous suivons l'un et l'autre deux chemins qui se touchent, et je crois que nous ferons plus facilement la route en nous donnant le bras ou en nous tendant cordialement la main. Vous savez tout aussi bien que moi quelles sont l'apathie et la négligence de nos paysans : ils ne font venir le médecin qu'à la dernière extrémité, et puis ils exécutent leurs ordonnances de la plus piteuse façon. Je viens vous demander la permission de remédier à cette sottise et d'être tout gratuitement votre commis voyageur.

A ce titre, je pourrai user de mon autorité pour vous faire venir et de tout mon zèle pour faire obéir docilement à vos prescriptions. Dès que vous serez venu, je me ferai, si vous le voulez bien, votre second, votre aide ; j'ai la manie de m'établir garde-malade : c'est une passion fort innocente, vous me l'avouerez, qui peut de temps en temps devenir utile aux autres. Je vous demande l'autorisation de m'y livrer tout à mon gré.

Soit dit entre nous, vous n'y perdrez pas, monsieur le docteur. Non-seulement je suis un garde-malade très-obéissant ; mais je suis fort méticuleux : je tiens à voir arriver souvent, auprès des malades que je suis chargé de soigner, le médecin qui veut bien leur apporter les conseils de son expérience. Mais aussi je n'aime pas que l'on dérange souvent les gens *pour rien*. Ce pour rien a besoin d'un petit commentaire. Nos paysans, hélas ! ne sont pas riches, et il y en a bon nombre qui payent mal, et ce sont souvent précisément les gens les plus indiscrets et qui demeurent le plus loin de chez vous. Moi, mon ministère m'oblige de les visiter dès qu'ils sont malades ; je le fais gratuitement, bien entendu, et je pourrais vous éviter des corvées qui ne rapportent rien. Je transmettrais vos avis et vos ordonnances, et de cette façon, ce me semble, tout s'arrangerait pour le mieux.

Vous me demanderez probablement, monsieur le docteur, quel est mon but, mon ambition, mon espérance ? Celui d'abord de vivre en bonne intelligence avec vous. Vous êtes médecin, moi je suis prêtre ; vous vous occupez du corps, moi de l'âme. Nos idées ne sont pas complétement les mêmes, mais cela ne nous empêche pas d'être amis. Et puis je veux partager un peu de la popularité que vous ont donnée dans cette contrée votre dévouement et votre expérience. Encore une fois, je ne veux rien vous ôter ; bien au contraire, et je crois que notre liaison nous serait profitable à tous deux.

. . . .

Je suis persuadé que, devant un raisonnement de cette nature, le médecin, quoique irréligieux, consentira souvent à se faire un ami du prêtre qui dessert la paroisse et tous les hameaux qu'il s'est chargé, lui, de médicamenter.

Mais il ne suffit pas de parler, il faut être logique et agir en conséquence. Après avoir fait et réitéré la démarche de conciliation dont nous venons de parler, je conseille au prêtre desservant qui n'a pu s'entendre avec le médecin de sa paroisse, et qui cependant veut exercer un peu de médecine, d'exiger le plus souvent possible que ses paroissiens malades fassent venir le médecin, et puis de faire en sorte que ce dernier connaisse bien cette exigence.

Je lui conseille de ne jamais critiquer les avis et prescriptions du guérisseur patenté. Sans doute, si, dans sa sagesse, et renseigné par de bons avis, il trouve les ordonnances incomplètes, les médicaments dangereux, nonseulement il pourra compléter par ses conseils, mais il devra adroitement faire laisser de côté les drogues qu'il a jugées redoutables ; il ne dira point : Le médecin a eu tort : il pourra faire entendre que très-probablement, au moment de sa visite, les circonstances n'étaient pas les mêmes, qu'on lui a peut-être mal expliqué la situation, et qu'il engage, pour prendre les médicaments, d'attendre une ordonnance nouvelle.

Enfin, quand le prêtre desservant, s'établissant garde-malade, conseille quelque manœuvre médicale, un cataplasme, une lotion calmante, une embrocation adoucissante, etc., je l'engage à se servir de cette formule : Si le médecin était ici, il vous dirait de préparer ce cataplasme de telle ou telle façon ; le médecin ordonne de faire les embrocations de telle ou telle manière ; le médecin dit que les lotions calmantes doivent être faites ainsi..., etc.

Toutes ces précautions oratoires, rapportées à l'officier de santé, chatouilleront son amour-propre et pourront servir à vous en faire un ami.

IV. — Les médicaments.

Le conseil d'État ne dit rien des médicaments, et, je l'avoue, c'est le côté le plus délicat de toute cette question.

N'en donnez que le moins possible.

Laissez-les distribuer par des personnes charitables.

Et surtout recommandez bien qu'il n'y ait dans ces médicaments aucune substance dangereuse, — point de laudanum ni morphine. L'officier de santé en prescrira et en vendra quand, après visite faite et examen terminé, il croira ces médicaments nécessaires.

Hélas ! — il faut bien découvrir les plaies pour les panser et tâcher de les adoucir. — La vente des médicaments est la prérogative dont le médecin de campagne est le plus jaloux, attendu que c'est le côté le plus lucratif de son affaire. Il n'est guère possible qu'un pharmacien s'établisse dans un village : c'est tout au plus si ces honnêtes industriels gagnent de quoi vivre dans les gros bourgs, et encore faut-il qu'ils fassent par contrebande une espèce de médecine, c'est-à-dire qu'ils *donnent* des consultations tout en vendant leurs médicaments.

Cette ressource souvent leur attire la colère des médicastres, puis, des plaintes, des poursuites, ou tout au moins une brouille dangereuse ; c'est-à-dire que les médecins, en prescrivant, en ordonnant, conseillent d'aller à la ville la plus voisine, attendu que, suivant eux, le pharmacien de l'endroit n'a que des drogues assez mauvaises et des médicaments sans valeur. — C'est une méchanceté, une calomnie ; mais, très-souvent, des coups semblables portent si bien qu'ils deviennent mortels. Le pharmacien, mis à l'index, finit par faire de mauvaises affaires, et, de deux choses l'une : ou il se retire avec son officine pour aller tenter fortune ailleurs, ou il cède son fonds à un successeur bien averti, qui s'empresse d'aller faire amende honorable chez tous les médecins des environs, et qui, se gardant bien de tomber dans les fautes de son prédécesseur, et ne pouvant par conséquent gagner sa vie, termine aussi par un naufrage, après s'être heurté et meurtri aux rudes rochers de l'impossible.

Il en résulte qu'un grand nombre des officiers de santé qui exercent dans les campagnes y représentent conjointement la médecine et la pharmacie.

Non-seulement ils visitent les malades, les examinent et ordonnent les remèdes, mais ils fournissent, c'est-à-dire qu'ils vendent eux-mêmes les médicaments ; et, comme les visites sont très-peu payées et ne le sont que fort tard, comme les médicaments, au contraire, sont soldés tout de suite et bien rarement marchandés, on cherche à gagner d'un côté parce qu'on n'est point assez rétribué de l'autre. De là des macédoines pharmaceutiques, de là des drogues en *très*-grande quantité.

Vous comprenez bien que si, non contents de visiter les malades et de leur donner des conseils utiles, les ecclésiastiques veulent encore leur porter des médicaments, ils encourent doublement l'inimitié des médecins. — Or, comme je recommande la bonne intelligence, l'entente cordiale, j'avertis tout naturellement qu'il faut laisser à chacun son métier, et qu'il est bon, qu'il est même charitable de ne pas aller couper l'herbe sous les pieds du pauvre officier de santé.

Disons-le en passant, et puisse cette déclaration atténuer un peu ce que cette discussion a de rigide, ce que toutes ces explications renferment de sévérités : — Je n'estime pas seulement, *j'admire*, JE VÉNÈRE le médecin de campagne ! mais le médecin qui remplit courageusement et consciencieusement tous les devoirs de sa pénible mission ! Certes, les obligations sont fatigantes et les services rendus sont d'autant plus méritoires que la position est bien peu lucrative. — C'est précisément pour faire ressortir toute la vaillance et tout l'éclat des bons que j'ai cru devoir dénoncer les petitesses et les nébuleuses habitudes des mauvais.

Discutons d'abord les droits.

J'ai le droit de donner tout ce que je crois bon de donner, la chose est claire. J'ai le droit de distribuer nonseulement de l'argent, mais tout ce que l'argent peut procurer : du pain, des habits, du bois, que sais-je ? C'est le privilége de la liberté d'abord, la coutume de la bienfaisance, la douce et constante habitude de la charité.

— Oui ; mais les médicaments sont des marchandises à part, une denrée spéciale, un négoce dont on a donné le privilége à une certaine classe d'individus.

Eh, mon Dieu ! la taxe du pain, la taxe de la viande,

entraînent nécessairement le privilége des boulangers et des bouchers. Est-ce qu'il viendra jamais à l'idée de ces deux classes marchandes d'accuser d'exercice illégal l'homme charitable qui donne de la viande aux indigents, qui leur donne un morceau de pain ou même un pain tout entier ?

— Non; mais cet homme charitable a été contraint d'acheter le pain chez le boulanger, la viande chez le boucher, et il n'a pu faire tort ni à l'un ni à l'autre.

— Je suis fâché de vous donner un démenti; mais... ce n'est pas vrai! il est bon nombre de maisons où l'on fait et où l'on cuit son pain. Tout le monde a le droit de suivre cette coutume! il est bien des fermes où l'on fait la viande, c'est-à-dire où l'on tue et où l'on dépèce les moutons et les veaux; mais surtout il n'est point une ferme où l'on ne mange et utilise de toutes les manières cet animal dont tout est bon depuis les pieds jusqu'à la tête, le précieux mais prosaïque cochon.

Or, répondez-moi franchement, est-ce qu'il est défendu, — de par le privilége des boulangers, des bouchers et des charcutiers, — est-ce qu'il est défendu aux gens qui font leur pain, aux fermiers qui font leur viande, aux nourrisseurs qui tuent les porcs qu'ils ont engraissé, de donner du pain, de la viande ou du porc frais?

Pourquoi serait-il défendu à une personne charitable de donner des herbes sèches, du bois ou des racines qu'elle a recueillies? des préparations chimiques qu'elle a achetées? en un mot, de distribuer gratuitement des médicaments?

Du reste, la coutume est là, l'usage est officiellement admis. — N'est-ce point en quelque sorte la justice qui prononce?

Dans notre grand Paris, ce réceptacle de tout ce qu'il y a de bon et de mauvais, ce bizarre assemblage du mieux et du pire, dans Paris où *dix-neuf cents médecins* sont installés, établis, patentés, la distribution gratuite des médicaments, faite par des bureaux spéciaux que l'on appelle bureaux de bienfaisance, n'a jamais été attaquée ni contrecarrée par personne.

Et cependant, — j'en ai des preuves, — s'il y a de la misère chez quelques médecins de campagne, il en existe une plus grande encore chez un bon nombre des médecins établis à Paris.

Tout étudiant devenu docteur s'imagine qu'à Paris il va faire une clientèle admirable, il l'écrit à sa famille et le démontre péremptoirement à tous ses parents.

Ce petit monde, convaincu et flatté, se dit : — Le jeune homme a bien étudié son affaire; c'est un gaillard qui a de l'intelligence et qui réussira.

Alors la famille fait des sacrifices, le papa puise dans son vieux secrétaire, les oncles, les tantes et les cousins veulent coopérer à l'installation du docteur, et chacun se réunit pour envoyer quelques billets de mille francs.

Le jeune homme s'installe, c'est-à-dire qu'il loue un appartement et le meuble d'une façon comfortable. — Un bel ameublement fait toujours bonne impression et attire la clientèle.

Hélas! trois fois hélas! à sa première année d'exercice le jeune médecin voit un assez bon nombre de malades, cela lui donne du courage; — mais il envoie ses notes d'honoraires! alors il s'aperçoit qu'il s'est donné beaucoup de mal gratuitement, par le silence qui suit bon nombre de ses demandes.

Et puis, comme en ce monde de monnaie on n'estime que les gens qui savent se faire payer, comme d'un autre côté il paraît exhorbitant qu'un *jeune* médecin, dont on a essayé un commencement de réputation, réclame le prix des visites qu'il a faites, demande des honoraires pour les soins qu'il a donnés, non-seulement on le quitte, mais on le dénigre. — Vous comprenez qu'aux personnes qui demandent : Pourquoi avez-vous quitté le docteur un tel? on ne peut répondre : C'est parce qu'il m'a envoyé sa note et qu'il ne me convenait pas de le payer; — on ne répond que par des paroles évasives, par des banalités ou des demi-phrases qui font croire à des horreurs. Il en résulte qu'un jeune médecin s'installant à Paris avec la prétention de vivre de son état s'aperçoit vite qu'il a toutes les peines du monde à y végéter.

Vous croyez que cela le décourage et qu'il racontera sa désillusion à des amis pour les empêcher de se faire embourber dans la même ornière? — Oh! point du tout, pour son compte il se dit philosophiquement que les difficultés qu'il vient de constater n'auront qu'un temps, et qu'avec deux ou trois ans de plus il verra accourir une abondante clientèle. — Paris est si grand et il arrive chaque jour tant de monde dans cette grande ville! — Pour le compte d'autrui il se garderait bien de donner un conseil contraire au parti qu'il a pris lui-même, il veut au moins avoir l'air d'avoir eu raison, lui!...

Il en résulte que plus de la moitié des médecins qui s'établissent à Paris y sont très-pauvres ou sont obligés d'abandonner la carrière médicale.

On conçoit que s'il était permis à ces jeunes gens, irrités par l'insuccès, d'attaquer les bureaux de bienfaisance, de s'opposer à la distribution des médicaments, ces messieurs n'y feraient pas défaut!

Or, il est facile de le constater, tout se passe dans le plus grand calme et sans la plus petite réclamation.

Toutefois, je le répète, bien que le prêtre, en donnant des médicaments, se trouve logiquement dans son droit, comme les lois ne lui en ont pas donné l'autorisation formelle, comme le conseil d'État n'a rien spécifié sur cet important détail, j'engage les ecclésiastiques à ne distribuer aucun médicament.

12.

S'il faut établir dans leur paroisse un petit dispensaire, s'il sont assez heureux pour avoir auprès d'eux de bonnes religieuses qui les aident à soigner les malades, il est nécessaire, pour faire distribuer sans conteste quelques médicaments par ces pieuses femmes, qu'il en demande l'autorisation formelle, non-seulement au maire de la localité, mais au sous-préfet du pays.

Je mentionne les bonnes sœurs de charité, parce que souvent les officiers de santé les dénoncent, les tracassent et les inquiètent, et qu'il est sage de ne point donner matière à ces tracasseries.

Quant aux personnes aisées, aux gros fermiers, aux châtelains, aux propriétaires, ils peuvent donner et distribuer sans crainte! L'officier de santé craindrait de les formaliser, il ne les ennuiera jamais de ses injustes dénonciations.

V. — Clause bizarre.

—Ah çà! demandai-je un jour à l'un des juges les plus honorables de Paris, quand un homme est véritablement dans son droit, quand il a la loi pour lui, est-il bien sûr de gagner son procès?

— Mon cher docteur, vous me faites là une question indiscrète!...

— Je désire m'instruire, et j'ai besoin d'être suffisamment renseigné pour renseigner les autres.

— Oh! oh! nous tranchons du professeur, ce me semble.

— Non pas! non pas! je ne suis qu'interrogateur pour le moment. Croyez-vous qu'un homme loyal attaqué injustement, calomnié par des ennemis, appelé devant vos tribunaux, puisse être certain d'y faire constater son innocence?

— Vous me demandez de la franchise, n'est-ce pas?

— Franchise complète.

— Eh bien, il n'est point un seul procès dont on puisse dire : Il sera *certainement* gagné.

— Ah! monsieur le juge, est-ce que les lois ne sont pas formelles?

— Plus ou moins, mon ami ; et puis, le texte est un : mais les interprétations sont multiples ! et puis, dans chaque formule se trouvent des expressions qui peuvent être prises dans un sens ou dans un autre. C'est précisément là la mission bien difficile, mais bien importante d'un avocat.

Quand l'éloquence nous jette aux yeux tout son feu d'artifice, quand l'adresse d'un orateur nous montre la question du côté le plus avantageux à sa cause, souvent nous nous laissons éblouir et convaincre, et il en résulte des sentences qui ne sont pas complétement justes.

Si vous m'en croyez, évitez toute espèce de procès, c'est le meilleur moyen de ne jamais les perdre.

Ce que me conseillait le juge dont je viens de rapporter la conversation, je le conseille de tout mon pouvoir aux ecclésiastiques à qui j'adresse cet ouvrage. Je leur ai dit la loi, j'ai pris soin de la commenter; mais je ne veux point leur dissimuler que, dans l'arrêté du conseil d'État, il existe quelques mots auxquels il faut toujours penser.

Pourvu, dit le décret, *qu'il ne surgisse aucun accident qui intéresse la santé publique.*

Il faut s'entendre sur cet article. Les maladies contagieuses ne sont pas parfaitement définies, et la plupart des affections qui étaient regardées jadis comme transmissibles par le venin qu'elles engendrent, ou tout simplement par le contact des gens qu'elles torturent, ont été démontrées fort innocentes de ce caractère aggravant. Ainsi la peste tue, elle est épidémique et souvent désastreuse; mais elle se répand si peu par le contact, que bien des expérimentateurs ont pu revêtir, et sans danger, les linges et les habits des pestiférés.

Il en est ainsi de la suette, il en est ainsi de la fièvre typhoïde, il en est même ainsi de ce sinistre fléau qui semble vouloir se naturaliser dans nos contrées, du triste et terrible choléra.

Je ne vois pas trop la raison qui a déterminé MM. les conseillers d'État à mettre cette condition à l'exercice légal d'une médecine toute de charité : *Pourvu qu'il ne s'agisse d'aucun accident qui intéresse la santé publique.*

Je l'ai démontré dans mon livre des *Petites et grandes misères*, aux chapitres de la *Suette*, de la *Fièvre typhoïde* et du *Choléra;* c'est précisément dans un temps d'épidémie, quand la moindre indisposition peut effrayer les populations, semer, répandre le mal, et engendrer la mort, que tout le monde doit se dévouer, s'établir comme garde-malade, se transformer en homme expérimenté, et se montrer un peu médecin.

Au reste, aux sinistres époques des épidémies, le clergé de nos campagnes s'est toujours montré admirable de dévouement et magnifique de vaillance, et je ne sache pas qu'on ait jamais eu la sottise d'accuser un prêtre d'exercice illégal de la médecine, par la raison qu'il s'était permis de soigner la plupart de ses paroissiens atteints de choléra.

Toutefois, comme j'aperçois dans la clause du conseil d'État une obscurité, un danger, une espèce de piége, je crois nécessaire d'en prévenir.

A côté des grandes maladies épidémiques, nous avons les épidémies bénignes, qui intéressent la santé publique, elles aussi! Ainsi il est fort intéressant pour moi de ne point attraper la grippe, il est très-important pour ma famille que je n'expose point mes enfants à prendre la coqueluche. Le prêtre desservant sera-t-il inquiété par la raison qu'il aura soigné gratuitement, charitablement, mais médicalement, des enfants atteints de coqueluches et des grandes personnes prises de grippe?

Enfin, comme toutes les maladies contagieuses intéressent la santé publique, faut-il les ranger dans la classe des maux qu'il est défendu de soigner à un prêtre qui n'est point médecin, et qui n'a pour le guider que son bon vouloir et sa charité?

Je ne le pense pas; mais, comme je tiens essentiellement à rendre les ecclésiastiques aussi prudents que possible, je leur demande non-seulement de réclamer la présence du médecin dans tous les cas de maladies réputées contagieuses ou épidémiques, rougeoles, petite vérole, scarlatine, érésipèle, fièvre typhoïde, suette, grippe, choléra, etc., mais je leur conseille d'exiger la visite de l'homme de l'art.

— Nous ne le trouverons probablement pas chez lui?

— Allez-y toujours; ayez soin, en cas d'absence, de laisser un mot d'écrit qui sollicite prompte visite, et quand le médecin répondra à cet appel, quand il viendra vous apporter les conseils de son expérience et prescrire les médicaments de sa pharmacie, il ne pourra pas se plaindre de ce que vous lui avez préparé la besogne, de ce que, suppléant à son absence forcée, vous avez fait le médecin en l'attendant.

VI. — Conclusion.

Le chemin de la vie n'est pas toujours facile à parcourir. A chaque instant l'on y rencontre des pierres et des obstacles; ces obstacles se multiplient devant le voyageur qui, voulant atteindre un but spécial, quitte la route générale et commune, pour prendre le chemin plus étroit qui doit le mener à destination.

A tout homme ici-bas il faut une résignation salutaire, car partout il rencontre des peines et des déboires! tous les travaux, tous les états, toutes les carrières, nécessitent une dose considérable de courage. Je crois être dans la vérité en recommandant au prêtre desservant de donner quelques conseils aux paroissiens qu'il dirige et qui viennent à tomber malade. Je pense que, de cette manière, il rendra sa mission de prêtre plus facile, il grandira son importance et doublera son ascendant. J'ai établi, les lois à la main, que tout prêtre zélé et charitable était autorisé par les administrations gouvernementales à cette médecine de bienfaisance; j'ai montré les écueils, les fossés, les ornières, en ayant bien soin de dire : Prenez garde! n'allez pas ici, arrêtez-vous là !

Qu'il me soit permis de terminer par un dernier conseil.

Prenez toutes les précautions nécessaires pour ne pas être inquiétés par des marchands jaloux, et si, malgré toutes ces précautions prises, il vous survenait des tracasseries et des vexations, ne vous effrayez pas, dignes et charitables ecclésiastiques. Poursuivez ! marchez sans crainte. Le Sauveur Jésus, dont vous êtes les ministres, ne nous a-t-il pas montré que, dès qu'il s'agissait de faire le bien, un chrétien ne devait reculer ni devant la calomnie, ni devant les procès, pas même devant les bourreaux ?

TROISIÈME PARTIE

—

LE PRÊTRE DEVANT L'AGONIE

TROISIÈME PARTIE

LE PRÊTRE DEVANT L'AGONIE

PROLÉGOMÈNES

I. — Surtout pas de craintes chimériques

Je ne me suis point dissimulé les inconvénients du travail que j'entreprends en ce moment. L'*Avis au clergé*, bien que destiné spécialement aux ecclésiastiques, tombera dans toutes les mains et sera lu par toutes les classes; on en donnera pour raison qu'il fait partie de l'œuvre entière intitulée Encyclopédie de la santé.

Or, je le sais pertinemment, les livres de médecine sont bien souvent pernicieux aux valétudinaires, et cela se comprend sans qu'il soit besoin de l'expliquer beaucoup.

Cloués dans leurs fauteuils ou retenus dans leurs lits, les malades qui n'ont rien à faire demandent la permission, sinon de travailler, au moins de lire un peu. Or, dans les livres qu'ils réclament, ils indiquent toujours les ouvrages relatifs à la santé; ils parcourent, ils lisent, ils dé

13

vorent, ils veulent savoir le fin mot de leur situation, ils cherchent les moyens de comprendre s'ils sont dangereusement malades, et s'ils ont le droit, au milieu de toutes leurs douleurs, de garder au moins la consolation fragile qu'on appelle espérance.

Ainsi il est certain que l'*Avis au clergé*, spécialement destiné aux ecclésiastiques, non-seulement sera lu par des laïques, mais sera minutieusement étudié, commenté, paraphrasé par des valétudinaires qui voudront savoir s'ils sont en péril.

Je veux donc, en commençant, obvier aux inconvénients possibles d'un ouvrage que je crois nécessaire.

On ne peut être juge et partie dans sa propre cause, je l'ai dit et répété bien des fois; mais cela est si vrai sous le rapport de la santé, qu'il me paraît urgent d'en donner ici une démonstration plus péremptoire.

Lorsqu'un médecin tombe malade, dès que sa maladie prend un caractère grave et suit une marche dangereuse, il a le bon sens d'appeler, pour le soigner et lui venir en aide, un confrère avec tous ses conseils, un guérisseur expert avec ses inévitables explications.

En effet, dès qu'il s'agit de sa personne, le médecin n'est plus capable d'avoir une opinion sage et de prendre une décision raisonnable ; il voit tout à l'extrême, ou il n'y voit pas clair assez. Il en est de même dès qu'il s'agit de sa femme et de ses enfants, il est incapable d'assigner un traitement rationnel.

Donc, si le médecin lui-même, imbu de tous les principes du grand art de guérir, est exposé à des erreurs, à des fausses routes ; l'homme le plus intelligent, mais qui n'a point spécialement étudié la médecine, dès qu'il s'agit de lui ou des siens, doit être sujet à des aberrations, et peut commettre des fautes dangereuses.

Je ne veux point ici m'occuper des fautes, je le ferai

tout à mon aise dans l'ouvrage intitulé *Cours de médecine naturelle*. Là je combattrai et les sottises des ignorants et les absurdités scientifiques.

Ici je veux rassurer et bien expliquer que des signes regardés par la médecine comme dangereux, que des symptômes dénoncés par l'expérience comme redoutables, bien souvent passent et s'éteignent sans amener d'inconvénients graves.

Le professeur Récamier disait et redisait souvent aux médecins ses confrères : Nos condamnés courent les rues!

Il n'est personne qui ne connaisse cet axiome consolant : Tant qu'il y a souffle, il y a existence; tant qu'il y a de l'existence chez un malade, il y a de l'espérance; c'est-à-dire, tant que les forces vitales ne sont point tout à fait éteintes, non-seulement les médecins, mais les parents, ne doivent pas se décourager. Dans mille maladies, on a vu revenir à la vie des agonisants que l'on croyait irrévocablement perdus.

Ainsi je vais dénoncer les symptômes précurseurs de la mort; mais je ne veux pas que des malades, parcourant sournoisement mon ouvrage, s'imaginent qu'ils sont prêts à mourir parce qu'ils auront trouvé dans ma description quelques-uns des caractères de leur situation.

Et c'est pour cela que j'en préviens bien catégoriquement : les signes de mort les mieux constatés, les plus généralement admis, sont parfois des signes qui n'empêchent pas la convalescence et la guérison.

Franchement, l'hygiène du corps et la conservation de la résistance vitale me semblent analogues à l'hygiène de l'âme, c'est-à-dire à la bonne santé de l'esprit.

Il ne faut, ni dans l'un ni dans l'autre cas, entraver l'action physiologique ou intellectuelle par des scrupules, c'est-à-dire par des craintes exagérées, par des minuties dangereuses.

II. — Le trépied vital.

Il est trois grandes fonctions, — je l'ai dit dans mon *Cours d'hygiène* ; — il est trois organes essentiels à la vitalité. Ce sont :

Le système nerveux, ou l'innervation ;

Le tube digestif et ses annexes, ou la digestion;

Le cœur et les poumons, ou la circulation et la respiration, qui sont tellement nécessaires l'un à l'autre, qu'on peut les regarder comme une unique fonction.

Or, dès que l'une de ces fonctions est arrêtée dans son travail, soit parce que les organes qui l'exécutent sont blessés, coupés, altérés, soit par un tout autre motif, la vie est en suspens, l'existence est manifestement en péril.

Ainsi, dès que le système nerveux se trouve compromis, non-seulement quand le cerveau, centre nerveux, mais quand un nerf de gros calibre se trouve blessé, coupé, incapable de remplir ses fonctions, aussitôt se déclare une terrible immobilité, un temps d'arrêt, en un mot une paralysie partielle ou générale.

Suspendez la respiration, aussitôt la circulation s'arrête, ou bien elle se fait mal ; c'est-à-dire que les cavités du cœur chargées de lancer le sang artériel ou nourricier, ne trouvant pas les matériaux nécessaires à leur travail, prennent le sang noir, le sang veineux, et lancent dans les artères ce liquide empoisonneur. Le dénoûment ne tarde point à paraître : non-seulement il y a désordre, mais il y a cause de mort. C'est l'étouffement, c'est l'asphyxie.

De même, si le cœur se trouve arrêté, gêné dans ses mouvements, si même de simples vaisseaux artériels sont liés, coupés ou contus, la circulation ne se fait plus avec son rhythme normal, tout l'organisme s'en ressent, la vitalité est compromise : prenez bien garde, il s'agit ou d'une syncope mortelle ou d'un anévrisme redoutable.

Enfin, dès que le tube digestif ne fonctionne plus, quand l'estomac rejette tout ce qu'il prend, ou quand rien ne travaille à la grande transformation alimentaire, la mort est à la porte : il est impossible de vivre sans digérer. Au tube digestif se lient des annexes de la plus grande importance : le foie, la rate, la vessie et les reins. Dès que l'un de ces organes se trouve blessé et devient incapable de remplir ses fonctions, il y a menace de mort.

L'appareil nerveux, l'appareil digestif, l'appareil respiratoire et circulatoire peuvent être attaqués et battus par trois genres d'ennemis formidables :

Par des inflammations,

Par des compressions,

Par la désorganisation.

Inflammation. C'est parfois le premier degré de toutes maladies ; mais souvent aussi c'est un feu qui dévore, et les inflammations des trois grands appareils que nous venons d'énumérer sont redoutables et nécessairement meurtrières dès qu'elles arrivent à la période de suppuration.

La *compression* peut être produite par différentes causes : par exemple, sur le cerveau ; elle peut être le résultat de la tuméfaction intérieure des os du crâne. Au cœur comme à l'estomac, elle peut être produite par une blessure, fracture, renfoncement des côtes. Le plus souvent elle est causée par une hémorragie interne, par une véritable apoplexie.

Car il y a non-seulement apoplexie du cerveau, mais apoplexie des poumons et du cœur, apoplexie du tube digestif ; et chacun de ces accidents est grave, terrible, le plus ordinairement mortel.

En effet, supposez une masse de sang répandu dans la tête et, par conséquent, accumulé entre le cerveau et la boîte osseuse qui le protége. Ce sang ne peut rester là sans avoir sa place; non-seulement il pèse, il presse, mais souvent il désorganise et il troue. Le cerveau, pressé et désorganisé, ne peut plus remplir son office ; alors toute stimulation se trouve arrêtée, et, comme le cœur ne peut pas battre s'il n'est animé par le système nerveux, comme le tube digestif ne peut point digérer sans être stimulé par les nerfs, non-seulement les mouvements s'arrêtent, mais le cœur se tait et tout travail digestif est empêché.

Quant à la *dégénérescence*, c'est-à-dire à la désorganisation des trois grands appareils essentiels à la vie, c'est l'accident malheureux de la vieillesse, c'est le résultat des maladies dévorantes que l'on appelle cancer et tubercule.

Ainsi toutes les fois que, dans une maladie, il survient un arrêt forcé de l'influx nerveux, de la digestion, de la circulation et de la respiration, il y a menace d'une mort imminente.

Toutes les fois qu'une des portions importantes de ces divers appareils chargés d'exécuter ces différentes fonctions est ouverte, brisée, coupée, contuse, il y a menace de mort.

Toutes les fois qu'il y a tubercule et cancer, il y a menace de mort.

Ces simples considérations rendront compte suffisamment de la gravité de toutes les maladies et accidents capables d'arrêter, dans l'exercice de leurs fonctions, l'un des trois organes du trépied vital, de la gravité des apoplexies, des inflammations suppurées, des blessures profondes, des fractures de la tête ou du tronc, etc., etc.

Au reste, nous allons entrer dans le lugubre détail des signes qui annoncent une mort prochaine, un danger tout à fait imminent.

DES SIGNES PRÉCURSEURS DE LA MORT

Marche que nous allons suivre.

Je l'ai dit dans mon introduction, bon nombre d'ouvrages ont été faits sur cette matière. J'ai pris soin de les étudier minutieusement, et je n'en ai pas trouvé un seul qui remplisse bien le but auquel j'espère arriver.

Je veux qu'un prêtre, admis près d'un malade comme simple visiteur, en qualité d'ami, puisse savoir pertinemment si ce malade est en danger, et s'il est nécessaire de lui administrer promptement les sacrements capables d'aider au grand passage de la vie à l'éternité.

Eh bien, les premières remarques que peut faire un simple visiteur doivent avoir trait à la figure du malade. Son teint, ses yeux, son nez, tout, jusqu'à ses lèvres et ses dents, peuvent fournir des indications importantes.

Après avoir regardé le malade, et même tout en le regardant, c'est-à-dire en étudiant son visage et son attitude, on peut aussi étudier son intelligence et sa voix : il est aimable ou il ne l'est pas, il sourit ou se montre maussade ; il dit bonjour ou murmure quelques paroles d'impatience ; enfin, il reconnaît ou prouve par ses divagations que toute l'intelligence est détraquée.

Ainsi, premier chapitre, signes tirés de la figure; second chapitre, signes tirés de l'attitude; troisième chapitre, signes tirés de l'intelligence et de la voix.

Mais ce n'est pas tout. Un prêtre qui a suffisamment étudié l'anatomie, la physiologie et l'hygiène, peut, tout en prenant cordialement les mains du malade, lui tâter doctoralement le pouls : c'est un quatrième chapitre.

Et puis, en causant avec le pauvre souffreteux, il peut très-bien prendre des informations spéciales, examiner s'il respire facilement, tranquillement, doucement, ou avec difficulté, bruit et sifflement : cinquième chapitre.

Il lui est facile encore, pendant son entretien avec le malade, de lui demander à voir sa langue, et d'interroger l'entourage sur ce que peut prendre, boire, ingérer et digérer le pauvre patient : sixième chapitre.

Enfin, dans un septième chapitre, nous nous occuperons des sécrétions de toute nature : sécrétions nasales, sécrétions pectorales, sueurs, urines et déjections alvines.

Nous mentionnerons dans un appendice les maladies irrévocablement mortelles.

DES SIGNES TIRÉS DE LA FIGURE

I. — Divisions.

La figure d'un malade peut indiquer la gravité de sa situation par trois espèces de symptômes :

Par sa couleur,

Par son état de plénitude ou de maigreur,

Par ses grimaces.

Or, comme je l'ai fait remarquer dans mon *Cours d'hygiène*, et comme il est facile de le constater à chaque instant, il est bon nombre d'organes dans le visage; non-seulement on y aperçoit le front, le menton et les joues, mais on y voit les yeux, le nez, la bouche ; on y aperçoit même de chaque côté le pavillon externe des oreilles.

Chacun de ces organes peut fournir d'importantes indications.

II. — Signes tirés de la couleur du visage.

Un visage pâle exagérément annonce une débilitation considérable dans la circulation du sang.—Mauvais signe.

Un visage exagérément rouge prouve une fièvre et des

désordres inflammatoires qui ne sont pas sans danger. — Mauvais signe.

La couleur du rouge très-foncé, brune, plombée, et rendant la face livide, est un signe funeste. Le grand Hippocrate nous l'a dit dans un de ses axiomes :

Ubi livores in febre fiunt, propè affore mors significatur.

Souvent survient une assez bizarre particularité : plusieurs fois dans la journée, subitement, c'est-à-dire sans transition aucune, le visage d'un malade pâle, exténué, devient animé et tout rouge. Mais cette rougeur se borne aux pommettes, ou siége seulement au front ou au menton; souvent même la rougeur ne se déclare que d'un seul côté de la face.

Elle est venue subitement, elle disparaît de même, sans cause connue. — Mauvais signe! mauvais signe! Il y a probablement là une phthisie pulmonaire ou quelque lésion grave des organes renfermés dans l'abdomen.

III. — Signes tirés de la plénitude ou de l'amaigrissement du visage.

Lorsque la figure est à la fois rouge et gonflée, si la rougeur et le gonflement qu'on y remarque ne sont point l'effet d'une maladie spéciale, par exemple, d'un érésipèle. On l'appelle *face vultueuse.*

Or la face vultueuse est le signe d'une inflammation très-intense, l'annonce du délire, la preuve d'un travail morbide s'exécutant vers le cerveau. (Debreyne.)

L'amaigrissement subit de la face, qui survient sans cause appréciable, sans raison évidente, doit faire craindre une catastrophe, car il annonce la chute des forces vitales, l'anéantissement, la prostration. (Debreyne.)

Une maladie, quelque redoutable qu'elle soit, n'est jamais mortelle quand elle tombe sur un sujet capable de lui résister. La nature a l'horreur du désordre, et, dès que le mal se présente, toutes les forces vitales entrent en campagne et livrent bataille pour vaincre l'ennemi. Mais encore faut-il qu'il y ait des forces vitales, c'est-à-dire de la résistance et de l'énergie.

La figure qui s'allonge, pâlit et s'étiole en quelques jours prouve le plus souvent qu'il n'y a chez le malade aucune des forces suffisantes pour résister à la maladie dont il est attaqué.

IV. — Signes tirés des mouvements de la face.

La figure d'un malade peut être prise d'un mouvement convulsif : c'est un symptôme alarmant.

Ou bien elle grimace et se ride exagérément : c'est un très-mauvais signe. Les rides sont souvent l'effet du subit amaigrissement que je dénonçais tout à l'heure, et, par conséquent, il prouve et la grande faiblesse du malade et la gravité de sa maladie.

Dans les maladies très-douloureuses, nerveuses ou inflammatoires, surtout dans celles qui ont leur siége dans le ventre, comme les coliques, les tranchées très-fortes et les inflammations violentes, on voit la figure se contracter en quelque sorte sur elle-même ; les traits se resserrent, remontent vers le haut et se rapprochent de la ligne médiane, c'est ce qu'on appelle la *face grippée*. Je dénonce ce symptôme comme un très-mauvais signe.

V. — Exceptions.

Oh ! mon Dieu ! va s'écrier le lecteur après avoir parcouru seulement ces trois petits articles, mais il me semble que mes parents, mes amis, ont été plusieurs fois en danger de mort sans que personne s'en soit douté ! J'ai de petits élèves qui, pour la moindre indisposition, ont une fièvre considérable, puisque leur figure devient vultueuse. J'en connais d'autres qui, dès qu'ils sont malades, passent alternativement du rouge au blanc, de la pâleur extrême à une ardente coloration; on m'a dit que c'était l'effet produit par une mauvaise circulation du sang, et l'on a tout simplement intitulé la chose bouffées de chaleurs. Or, d'après les renseignements que je viens de lire, ces pauvres personnes étaient dangereusement frappées. Mon Dieu! mon Dieu! faites que pareil malheur ne leur arrive plus!

Rassurez-vous, rassurez-vous; la face grippée, les mouvements convulsifs du visage, les alternatives de pâleur et de rougeur, l'amaigrissement subit, peuvent être le résultat de maladies sans conséquence; chez l'enfant, sujet éminemment impressionnable, chez les femmes arrivées à l'âge critique de la vie, chez des gens atteints de diarrhées ou de maladies nerveuses, on peut trouver tous les signes que je viens d'indiquer comme des symptômes graves, et tous ces signes cependant peuvent être les résultats, non-seulement d'une maladie sans danger, mais d'une affection passagère.

VI. — Signes tirés des yeux.

Il y a bien des détails dans le petit appareil de la vision : non-seulement il faut distinguer le globe de l'œil et le verre le plus extérieur de cette lunette vitale, c'est-à-dire la cornée transparente, mais nous avons le petit point ordinairement rouge que l'on aperçoit à l'angle interne de chaque œil et que l'on appelle caroncule; nous avons les paupières et les cils, c'est-à-dire les petits poils plantés sur la bordure de ces importants rideaux, et puis nous avons les sourcils.

Chacun de ces organes peut fournir des indications, présenter des symptômes particuliers et annoncer d'une certaine manière le danger qui s'approche.

L'abattement des sourcils sur les yeux annonce une grande faiblesse, une prostration extrême des forces.

Les mouvements des paupières, dans certaines fièvres graves et fort avancées, deviennent quelquefois fort difficiles et en quelque sorte pénibles. Les malades expriment ce sentiment de fatigue palpébrale en disant que leurs paupières sont pesantes. Ce signe annonce une grande faiblesse de tout le système musculaire : on le rencontre surtout dans les fièvres essentiellement dangereuses.(Debr.)

D'autres fois, surtout dans les fièvres malignes, les paupières se rapprochent l'une de l'autre et laissent à peine paraître le globe oculaire. Quelquefois ce rapprochement des paupières est plus considérable encore, et le blanc des yeux est entièrement recouvert, sans que pourtant ceux-ci soient absolument fermés et cachés, c'est-à-dire que les yeux sont entr'ouverts : c'est un très-mauvais signe, presque toujours mortel, que l'on observe très-souvent dans les fièvres très-graves, fièvres malignes ou autres, etc. C'est de cet état qu'Hippocrate a dit : *Perniciosum et valde mortale habeo hoc phænomœnum, nisi ita dormire consueverit, aut ex alvo profluvio fuerit, vel purgationi idem adscribendum sit.*

L'œdème, ou l'*infiltration* persistante des paupières, est en général un mauvais signe : il annonce assez souvent une hydropisie, soit générale, soit locale. Aux approches de la mort, les paupières sont livides, terreuses, sales et ridées : ce sont autant de signes qui se remarquent d'ordinaire dans la physionomie des agonisants.

Quant aux cils, ils n'offrent de remarquable, sous le rapport de la gravité du pronostic, que la matière pulvérulente qui s'attache à leurs poils. Cette espèce de poussière animale, jointe à celle qui s'attache aux poils des narines, est un des signes les plus certains d'une mort prochaine. (Debreyne et Hipp.)

D'après Double, la tuméfaction et la rougeur intense de la caroncule lacrymale (petit corps glanduleux situé entre l'angle interne et le globe de l'œil), qui ne sont pas produites par une irritation locale accidentelle, sont un des signes qui, suivant les circonstances, annoncent le vertige, le délire, l'apoplexie, etc. L'état contraire ou l'affaissement et la pâleur de cette espèce d'excroissance charnue indiquent en général un affaiblissement considérable. Le gonflement et la pâleur de la caroncule lacrymale sont l'indice ordinaire de l'état cacochyme ou cachectique (altération ou dépérissement de toute l'économie ou de l'habitude générale du corps), du scorbut, des scrofules, de la chlorose, de l'anémie, des hydropisies, etc. On regarde même assez généralement l'extrême pâleur de la caroncule lacrymale comme un signe qui annonce l'invasion plus ou moins prochaine d'une hydropisie générale ou locale.

L'œil proprement dit, le globe oculaire, nous fournit beaucoup de signes pronostics. Les yeux vifs, proéminents, hagards, effrontés, pleins de sang, de feu, d'audace et de fureur, se font remarquer dans la frénésie et les délires violents. Les yeux au contraire sont ternes, abattus, tristes, caves, hébétés et stupides dans les fièvres aiguës graves, très-avancées dans leur cours, ou arrivées à la période de putridité. (Debreyne.)

La fixité des yeux est un des signes qui annoncent le délire ; on peut dire que c'est, sous ce rapport, le plus sûr de tous.

Le clignotement continuel est aussi un mauvais signe dans les fièvres aiguës graves. Les mouvements convulsifs dans les globes oculaires sont un signe mortel lorsqu'ils surviennent à la fin d'une maladie aiguë ou chronique.

Dans quelques maladies aiguës graves, les yeux paraissent retirés et profondément enfoncés dans les orbites; ce signe, qui s'observe surtout dans le marasme, est ici l'effet d'un amaigrissement subit et considérable, qui a fait, en grande partie, résorber et disparaître l'espèce de coussin graisseux sur lequel les yeux sont couchés : c'est un signe très-dangereux.

Les yeux contournés (*distorti*), renversés de manière à ne laisser voir que le blanc, se font remarquer dans les fièvres malignes très-graves, ou plutôt dans les fièvres ou phlegmasies cérébrales. Ils annoncent un état convulsif violent et le plus grand danger. Un des signes les plus pernicieux que puissent présenter les yeux, c'est de les voir inégalement entr'ouverts, de manière à laisser apercevoir un peu le blanc, mais plus dans un œil que dans l'autre. Une grande dilatation de la pupille est aussi, dans les mêmes maladies cérébrales, d'un très-mauvais augure.

Lorsque, dans les fièvres graves, malignes, typhoïdes, etc., les pupilles se contractent fortement, et que les yeux fuient la lumière par un clignotement incessant, ou quand les yeux restent continuellement fermés, c'est un signe d'un très-mauvais présage.

C'est aussi un très-mauvais signe lorsque l'on voit dans les maladies aiguës graves un des deux yeux plus petit que l'autre : *Ex oculis alterum minorem esse, perniciem denuntiat.* (Hipp.)

« C'est, dit Double, un signe très-fâcheux que la cornée transparente devienne opaque : aux approches de la mort, on la voit se couvrir d'une croûte plus ou moins épaisse et d'un blanc mat, sans doute parce qu'alors le froid de la mort laisse coaguler sur sa surface l'humeur muqueuse destinée à la lubrifier. » *Caligine obduci oculi, aut eorum album rubescens, aut livescens, aut nigris venis refertum, nihil probi præ se fert.* (Hipp.)

Enfin, les larmes involontaires, dans les fièvres aiguës graves, sont aussi un signe fâcheux.

VII. — Signes donnés par l'état et les mouvements du nez.

Dans les maladies aiguës, le nez effilé, pointu et comprimé, est un très-mauvais signe, et forme un des caractères de la figure des agonisants. *Nasus acutus, seu compressus in morbis, signum lethale.* (Hipp.)

La pâleur et le refroidissement du nez et surtout des narines sont un signe fâcheux, et annoncent un très-grand danger s'ils sont accompagnés d'autres mauvais symptômes.

La couleur livide et noirâtre du nez est souvent un signe mortel, parce qu'il annonce en général l'extinction des forces vitales ou la gangrène de quelque organe considérable et important : *Livescens vero ex his palpebra, aut labium aut nasus, brevi lethale est.* (Hipp.)

Parmi les mouvements irréguliers que le nez peut avoir, dit Double d'après Hippocrate, il faut compter sans doute, comme le plus grave, les contorsions de cet organe, soit à droite, soit à gauche; c'est un signe de convulsions prochaines ou même de la mort : *In febre non intermittente, si nasus pervertatur, debili jam existente corpore, lethale.* (Hipp.)

Le mouvement rapide et fréquent des ailes du nez est un très-mauvais signe : il annonce une très-grande difficulté de respirer ou une complication maligne, et, partant, beaucoup de danger.

C'est un mauvais signe, dans les maladies aiguës, lorsque les malades portent sans cesse les doigt dans le nez, comme pour le nettoyer sans motif ni raison : on doit craindre alors l'invasion prochaine du délire.

VIII. — Signes tirés de l'état des lèvres et des dents.

Lorsqu'un des coins de la bouche se trouve contracté, porté en haut ou en dehors, et représente la grimace d'un *rire sardonique*, c'est un signe de convulsion prochaine, un témoignage de délire ou d'un état nerveux plus déplorable encore.

Quand les lèvres sont blanchâtres, pâles, entièrement décolorées, c'est la marque ordinaire d'une faiblesse extrême et d'un marasme dangereux.

Lorsque avec de mauvais signes la lèvre supérieure est retirée, et que l'inférieure est pendante et tremblante, la mort n'est pas loin. Quand les malades attaqués d'apoplexie forte ont la lèvre inférieure pendante sans être disposés au vomissement; quand ils *fument la pipe,* il est rare qu'ils guérissent. Dans la même maladie, de l'écume sur les lèvres est un signe dangereux, mais pas toujours mortel. (Debreyne.)

Les lèvres renversées et froides annoncent la mort.

« La couleur livide des lèvres, sans cause physique manifeste, doit faire craindre le sphacèle (gangrène) de quelque viscère interne, surtout si l'on a précédemment observé les symptômes qui caractérisent l'inflammation de ces mêmes viscères. J'ai plusieurs fois remarqué cette couleur livide des lèvres dans les maladies aiguës de la poitrine, qui se terminent par le sphacèle. » (Double.)

Dans les affections organiques du cœur, les lèvres, le plus souvent, sont livides ou bleuâtres ; c'est un signe fâcheux.

C'est un très-mauvais signe, dans les maladies soit aiguës, soit chroniques, de dormir la bouche ouverte, à moins qu'il n'y ait habitude ou quelque obstacle mécanique dans les fosses nasales, qui s'oppose au libre et au large passage de l'air par les narines : c'est le signe d'une grande prostration des forces : *Lethale est hiantem semper dormire*. (Hipp.)

Lorsque, dans les accès d'apoplexie, toute la bouche est gonflée, livide, décolorée et excessivement humectée par une salive épaisse et écumeuse, la mort est ordinairement inévitable.

Dans les fièvres putrides, les dents sont recouvertes d'un enduit brun ou noirâtre, ou même tout à fait noir, et alors on l'appelle fuligineux : c'est toujours un signe fâcheux. Les dents absolument sèches sont un signe de malignité dans les maladies aiguës.

Le grincement et le claquement des dents, que l'on remarque pendant le sommeil des vieillards, annoncent une menace d'apoplexie. Les mêmes symptômes ou accidents s'observent souvent dans les fièvres ataxiques et typhoïdes les plus violentes et les plus dangereuses, ainsi que dans les fièvres ou affections cérébrales : ils sont presque toujours mortels. (Debreyne.)

Le grincement des dents est, dans les maladies aiguës, le signe d'un délire très-prochain et d'une mort moralement certaine, si le délire existe déjà, à moins toutefois que cet accident ne soit le résultat d'une ancienne habitude : *Dentes collidere aut stridere quibus non familiare id est a pueris, furiosum et lethale est ; jam vero delirans si hoc faciat penitus lethale est*. (Hipp.)

« C'est un des signes du délire actuellement existant et même des convulsions, que de mouvoir les dents les unes contre les autres, et de leur faire exécuter les divers mouvements de la manducation sans raison ni motif. » (Double.)

Le claquement involontaire des dents, semblable à celui

les fièvres intermittentes, est, dans les maladies aiguës,
un signe de convulsions commençantes. — Signe grave.

Les gencives, dans les fièvres putrides, se recouvrent
l'un enduit fuligineux, brun ou noir, absolument comme
les dents. C'est toujours un signe très-fâcheux.

IX. — Signes donnés par l'état de la conque ou pavillon de l'oreille.

J'ai expliqué, dans mon *Cours d'hygiène populaire*,
que l'organe de l'audition était un appareil très-complexe,
et que l'oreille était distinguée par les anatomistes en trois
différentes sections : oreille externe, oreille moyenne et
oreille interne. Mais, pour les gens du monde, ils ne connaissent en fait d'oreille que les deux conques ou pavillons
qui s'épanouissent et s'étalent plus ou moins élégamment
de chaque côté de la tête.

C'est donc des oreilles extérieures que nous voulons
spécialement parler.

Les oreilles froides, pâles, livides ou noirâtres sont un
très-mauvais signe.

C'est encore un signe très-fâcheux qu'au froid et à la
pâleur des oreilles se joigne une difformité insolite, une
espèce de rétraction.

Au début des maladies aiguës, la rougeur exagérée des
pavillons de l'oreille est l'annonce d'un mal de tête mécaniquement causé par une congestion sanguine.

Enfin, les violentes douleurs qui, dans certaines fièvres, surgissent tout au fond des oreilles, sont de mauvais
signes et des symptômes de fâcheux augure.

X. — Face hippocratique.

Nous avons décrit les uns après les autres tous les signes
fournis par les différents organes qui font partie du visage,

et, nous en avertissons franchement, nous regardons ces indications comme les plus simples et les plus faciles à constater.

C'est par la physionomie d'un malade que les gens étrangers à la médecine jugent généralement et peuvent le plus commodément juger de la gravité d'une maladie.

J'ai donc gardé pour conclure la description de la physionomie générale, et cet ensemble de signes ou d'altération de la figure que l'on a désigné sous le nom de *face hippocratique*, parce qu'apparemment Hippocrate l'a parfaitement décrite le premier.

Voici ce pénible portrait :

La peau du front tendue ou ridée, froide, glacée et aride ;

Les yeux caves, enfoncés, ternes, languissants, éteints, larmoyants, sales et à demi fermés ;

Les paupières pâles, livides, affaissées, sans mouvements et ne recouvrant pas complétement les yeux pendant le sommeil, de manière à en laisser entrevoir le blanc ;

Les poils des cils, ainsi que ceux des narines, parsemés d'une sorte de poussière ;

Le nez allongé et pointu par le rapprochement des narines ;

Les tempes affaissées, creuses et ridées ;

Les pommettes saillantes et laissant à la place des joues un creux plus ou moins profond ;

Les oreilles froides, sèches et retirées ;

Les lèvres pâles, décolorées, livides, plombées, flétries, froides, pendantes, tremblantes ;

La peau faciale sèche, terreuse, couverte quelquefois d'une sueur froide ;

Le teint livide, plombé, d'un jaune-paille sale ;

Le menton ridé et racorni.

Ce faciès effrayant, épouvantable, annonce presque toujours une mort prochaine.

XI. — **Exceptions**.

C'est maintenant surtout qu'il importe d'avertir les lecteurs qu'à toutes ces règles générales il est de constantes exceptions, ou sinon, une fois malades, ils demanderont une glace sous prétexte de faire leur toilette, ou pour examiner, diront-ils, des boutons qui les tourmentent et les agacent, et alors, se regardant avec anxiété et se trouvant fort mauvaise mine, ils découvriront dans leur visage un bon nombre des caractères que je viens de ranger dans la classe des signes graves et dangereux. Peut-être même se trouveront-ils la *face hippocratique;* on est si mauvais juge de son propre visage!... et alors ils se croiront mortellement frappés et jetés tout à coup à l'effrayante barrière qui sépare le temps de l'éternité.

Du calme, pauvres trembleurs, du calme, je vous en supplie, vous allez comprendre que rien de ce que j'ai dit ne doit vous faire perdre l'espérance.

Les yeux se cavent et s'enfoncent après une grande fatigue intellectuelle ou physique et des souffrances longuement et vaillamment supportées.

Dans des attaques de nerfs, n'offrant aucun danger, dans les douleurs de coliques, etc., le globe des yeux roule et rend hagard l'organe de la vision.

J'ai vu des enfants bien portants qui dormaient avec les paupières entr'ouvertes et ne laissaient voir ainsi que le blanc de leurs yeux.

Enfin, il est bon nombre d'individus sveltes, secs, élancés, dont le nez est effilé, manifestement maigre, dont les tempes sont creuses, le front ridé ou aride; j'en connais dont les oreilles sont toujours froides et même tordues, habituellement renversées; j'ai souvent rencontré des gens à dents noires, à gencives sales, ou qui, par simple habitude, roulaient les dents les unes sur les autres et même les grinçaient parfois de façon à produire un bruit strident peu agréable pour leur entourage...

Or tout ce monde-là se portait parfaitement bien.

Il n'est pas jusqu'à la face hippocratique, bien caractérisée, bien constatée, offrant tous les symptômes réunis, qui doive causer une alarme désespérée.

Car on la remarque dans les angoisses de l'inanition, c'est-à-dire qu'elle peut être produite par une faim excessive, et on la voit chez des personnes qui viennent de subir les dépenses d'une hémorragie notable ou les fatigues de certaines indigestions.

ATTITUDE ET SIGNES EXTÉRIEURS DU CORPS

I. — Nous choisirons les renseignements pratiques.

Chacun comprendra que notre intention n'est pas de faire ici un cours complet des signes qui peuvent indiquer la gravité des maladies, nous visons à l'utile ; nous avons constamment en vue la pratique, et nous voulons que tous nos renseignements puissent servir à tous ceux auxquels nous les signalons.

Il est bien clair que, même dans les signes fournis par les attitudes, formes, taches et température d'un corps malade, bon nombre sont inutiles à indiquer au bon prêtre qui ne demande qu'une chose, lui, savoir reconnaître quand le malade est en danger ; or il ne lui faut que des signes bien tranchés d'une part, et de l'autre des signes qu'on puisse apercevoir, étudier, examiner, sans inquiéter le malade, sans se poser en médecin proprement dit, sans, pour asseoir une conviction, avoir à blesser la moindre susceptibilité, ni le grand chapitre des convenances.

De même qu'il est facile à un prêtre de bien regarder la figure du malade qu'il visite, il peut étudier son attitude, il peut, par l'inspection des mains, du cou, du visage lui-même, mais principalement par la conversation tenue un certain temps avec le malade, savoir si le patient a maigri ou se trouve gonflé, s'il a des taches sur la peau, s'il a subi de grands frissons ou des moments de chaleur extrême. Or tout cela peut servir d'avertissement.

II. — Signes tirés de l'attitude du corps.

Plus l'attitude d'un malade est différente de celle qu'il gardait lorsque, insouciant et doué d'une résistance vitale suffisante, il jouissait d'une bonne santé, plus le signe est sérieux et grave.

Dans le sommeil de l'homme sain, les membres sont à demi fléchis, le corps repose ordinairement sur le côté droit, la respiration est douce, égale, un peu rare, enfin tout le corps paraît posé mollement.

Il est rare qu'un malade dangereusement frappé conserve l'attitude qu'il prend ordinairement dans l'état de santé.

Dans les fièvres les plus graves, les malades restent constamment couchés sur le dos. Cette attitude, que l'on désigne souvent par le mot de supination, est le signe et l'effet d'une grande faiblesse. Dans ces maladies, lorsque l'abattement des forces est à son plus haut degré, le malade ne conserve aucune attitude; n'étant plus retenu et fixé dans son lit par l'action musculaire, il tend par son propre poids vers la terre; c'est en vain qu'on le hausse sur l'oreiller, il l'abandonne bientôt parce qu'il est plus élevé, et il descend vers le pied du lit qui est plus bas. Ce signe de faiblesse extrême est un des plus fâcheux: *Si pronus ad pedes de lectulo delabatur, formidandum* (Hipp.)

Si, dans cette attitude, le malade a les bras et les jambes écartées, les mains, les pieds hors du lit et froids, la poitrine découverte, ces signes d'abandon, d'insensibilité et d'angoisse annoncent le plus grand danger: *Ubi vero*

*pedes nudos, neque admodum calidos habere comperietur,
et manus, cervicem, et crura inæqualiter disjecta, et nuda,
malum. Anxietatem enim indicat.* (Hipp.)

« Quand les malades, couchés en supination, sont dans
la nécessité de porter la tête en arrière, et qu'avec cela, la
bouche restant entr'ouverte, les lèvres ne recouvrent pas
convenablement les dents, il est rare qu'il ne s'ensuive pas
une terminaison fâcheuse. » (Landré-Beauvais.)

Le malade qui, étant couché en supination, a les membres fortement fléchis et roides, est dans un grand danger : *Lethale est crura supini jacentis valde incurvata esse
ac complicata.* (Hipp.)

« C'est le signe d'une extrême oppression des forces, et
même d'une mort prochaine, que le malade, pesamment
couché sur le dos, ait la tête penchée en arrière et le cou
saillant en avant; ou bien que, la tête étant fortement
penchée en avant, le menton soit comme spasmodique-
ment serré contre les clavicules. J'ai eu souvent occasion,
dit M. Double, d'observer l'un et l'autre signe quelques
heures avant la mort, qui a lieu à la suite des fièvres ar-
dentes bilieuses et des fièvres putrides et malignes. »

C'est aussi un très-mauvais signe quand on voit les malades se porter toujours vers l'un ou l'autre bord du lit ou
du côté de la ruelle.

Le coucher sur le ventre est mauvais; il annonce le
prélude du délire ou de violentes coliques. *In ventrem de-
cubere, si quis non sit adsuetus dum sanus fuit ita dormire, delirium significat, aut dolorem locorum circa ventrem.* (Hipp.)

Si un malade s'agite beaucoup, s'il change sans cesse
de position, s'il se découvre, se met tout nu, se lève, sort
de son lit ou se couche par terre, on est assuré qu'il est en
plein délire, et qu'il est poussé par des transes et des angoisses mortelles : *Inquieti vero et anxii sunt ægroti qui*

locum stare quique ferre nequeunt, sed formas mutant, jactantes assidue, inæqualiter moventur, agitantur et æstuant. (Galien.)

A la dernière période de la fluxion de poitrine ou dans la pneumonie et la pleurésie, c'est un très-mauvais signe quand le malade veut rester levé ou assis sur son lit; cela annonce un épanchement dans la poitrine, ou une suppuration, ou un engorgement considérable du poumon. Cette difficulté de respirer peut encore déterminer des syncopes ou une suffocation subite : *Erectum sedere velle malum est in acutis, pessimum autem in peripneumonicis et pleuriticis*. (Hipp. et Baglivi.)

Si, dans les affections de poitrine aiguës ou chroniques, le malade est constamment couché sur le même côté, on doit croire qu'il s'est formé, dans ce côté, un épanchement séreux ou purulent, ou un large abcès dans le poumon correspondant : dans tous les cas, le danger est très-grand.

S'il existe un épanchement ou un abcès dans les deux côtés à la fois, le malade se couche sur le dos, ou est assis sur son lit. Ici le danger est extrême et la mort prochaine.

III. — Signes tirés du volume du corps.

C'est en général un mauvais signe, dans les maladies aiguës, que l'embonpoint des malades ne diminue pas, et qu'ils ne maigrissent pas en raison de la gravité et de la longueur de l'affection qui travaille et secoue toute l'économie. Le gonflement du corps peut être causé par deux phénomènes différents, l'*œdème* et l'*emphysème*.

L'œdème est une enflure séreuse ou hydropique bornée à certaines parties extérieures, telles que la figure, les mains, les pieds, etc. Les parties œdématiées ou enflées cèdent sous le doigt et en conservent l'impression pendant quelque temps.

L'œdème des mains, des pieds, des paupières, de la face, qui se manifeste à une période avancée des maladies chroniques, est un signe très-fâcheux : il annonce un grand affaiblissement ou une lésion organique mortelle de quelque viscère ou de quelque organe important. (Debreyne.)

Les infiltrations partielles sont également fâcheuses dans le cours ou à la suite des maladies aiguës : *Aqua inter cutem omnis, si ex acuto morbo existit, malum.* (Hipp.)

L'œdème ou la tuméfaction des paupières supérieures, qui, dans les maladies aiguës, persiste après la disparition des autres symptômes, annonce en général une rechute plus ou moins prochaine : *Tumores in supernis palpebris relicti, dum alia circumcirca gracilescunt, recidivos faciunt.* (Hipp.)

Lorsque, suivant Double, l'hydropisie du bas-ventre est essentielle, l'enflure des pieds se manifeste la première ; mais, quand elle dépend d'une affection organique des viscères abdominaux, c'est la tuméfaction du bas-ventre qui se montre dès le début de la maladie. Cette dernière est donc très-fâcheuse, puisqu'elle est ordinairement incurable et mortelle.

Chez les individus atteints de scorbut grave, l'enflure œdémateuse des extrémités est fort mauvaise.

On peut porter le même pronostic sur celle qui, développée pendant la grossesse chez des femmes faibles et cachectiques, ne se dissipe pas par l'accouchement.

L'emphysème est un gonflement mou, élastique, indolent, formé par l'air introduit dans la partie tuméfiée ; il ne retient point l'impression du doigt comme l'œdème.

L'emphysème qui survient à la suite des fractures des

côtes est ordinairement un cas mortel : *Contusis fractisque costis emphysema, lethale.* (Ambroise Paré, Boerhaave, Vanswieten.)

Si l'air a pénétré dans la cavité abdominale et en distend considérablement les parois, ou si cette tuméfaction est produite par l'accumulation des gaz intestinaux, on constate un accident grave connu sous le nom de *tympanite*, parce qu'alors le ventre très-gonflé résonne comme un tambour lorsqu'on le frappe. La tympanite est extrêmement grave, et presque toujours mortelle. (Debreyne.)

C'est en général un très-mauvais signe quand, dès le début d'une maladie, les malades maigrissent promptement et d'une manière sensible.

On doit également mal augurer d'un malade si, dans une longue fièvre aiguë, il ne subit aucun dépérissement appréciable : c'est, suivant Hippocrate, un indice que la maladie sera longue et difficile.

Si, sur la fin d'une maladie, on ne remarque aucun amaigrissement, on a lieu de craindre une rechute. On peut même dire, d'après le père de la médecine, que si, après une longue maladie, le malade ne perd rien de son embonpoint, il y a le même danger que s'il éprouve un amaigrissement considérable : *Febricitantium non omnino leviter permanere corpus et nihil minui, vel etiam plus quam ratio postulat contabescere, malum ; hoc siquidem virium imbecillitatem, illud morbi diuturnitatem significat.* (Hipp.)

On doit craindre une maladie grave et dangereuse si l'amaigrissement survient sans raison connue ou sans cause suffisante appréciable : *Si sine causa quis emacrescit, ne in malum habitum corpus ejus decidat, metu est.* (Celse.)

L'amaigrissement qui va toujours en augmentant dans les maladies chroniques, organiques, les phthisies, les cancers, les grandes suppurations, etc., est un signe très-fâcheux et ordinairement mortel. On doit porter le même pronostic sur l'amaigrissement qui persiste et s'accroît à la suite des inflammations aiguës de la poitrine, de la pleurésie, de la pneumonie, des catarrhes pulmonaires, ou d'un crachement de sang abondant, surtout si à l'amaigrissement il se joint une fièvre lente. Dans tous ces cas, la phthisie est fort à craindre, si elle n'existe déjà.

IV. — Signes tirés des taches de la peau.

La peau peut se couvrir de rougeurs, ou boutons, croûtes et dartres, qui constituent diverses maladies. De ces maladies un bon nombre sont bénignes, mais dès qu'elles disparaissent tout à coup, c'est un symptôme grave et dangereux.

Je ne veux point parler ici des excroissances cancéreuses, chacun en connaît l'incurabilité. Je n'ai point à m'occuper davantage des abcès, ulcères et tumeurs, qui font partie du grand domaine chirurgical ; je veux me borner à l'examen de deux espèces de taches qui sont généralement d'un fort mauvais augure.

Ce sont les *pétéchies*, taches rouges pointillées, causées par une extravasation de sang sous la peau et qui ressemblent assez bien à des piqûres de puce inconsidérément grattées : et puis ce sont les *taches pourprées*, plus vulgairement appelées le pourpre, taches offrant une couleur plus foncée, tirant sur le vineux, présentant un aspect violet.

On confond quelquefois le pourpre avec les pétéchies, parce qu'on ne fait point une attention suffisante à la différence qui existe entre ces deux sortes d'éruptions : les véritables pétéchies ressemblent plutôt aux piqûres de puce un peu anciennes, qui ont déjà perdu leur disque rosacé, tandis que le pourpre, plus foncé, conserve son disque rouge à peu près de la largeur d'une lentille : il ressemble donc aux piqûres de puce à disque rouge, c'est-à-dire toutes fraîches et récentes, sauf le point central.

Les taches pourprées s'observent fréquemment dans toutes les fièvres de mauvais caractère et dans les petites véroles très-graves et confluentes : c'est toujours un mauvais signe.

Plus ces taches sont nombreuses et comme confluentes, foncées et livides, violacées, noirâtres, plus la mort est à craindre.

La rétrocession, ou la disparition brusque des pétéchies est quelquefois fort grave et même mortelle. Si, dit Double, en même temps que les pétéchies disparaissent, la respiration devient fréquente, inégale et difficile avec une forte oppression ; si le pouls se montre faible, vite, petit, intermittent ; si le délire survient avec des sueurs froides, partielles, et des convulsions, la mort est certaine. La rentrée du pourpre, qui coïncide avec la suppression des urines, est généralement de mauvais augure.

Le pourpre qui survient dans le cours d'une angine est toujours un signe très-fâcheux. C'est un signe de mort prochaine, dans les angines couenneuses, lorsqu'en même temps on observe un gonflement considérable du cou et de toutes les parties voisines. Les taches pourprées, suivant Double, sont plus à craindre dans les fièvres inflammatoires que dans toute autre maladie aiguë. Le hoquet qui se joint au pourpre est souvent un signe mortel.

Les pétéchies ou le pourpre, qui viennent se joindre aux diverses fièvres éruptives, comme la petite vérole, la rougeole, la scarlatine, la miliaire, etc., sont toujours un signe fâcheux et doivent faire craindre une terminaison funeste.

V. — Signes tirés de la température du corps.

On observe souvent, dans les fièvres ataxiques (malignes), une grande inégalité dans la température du corps. Quelquefois la tête est brûlante et les pieds sont glacés, ou un côté de la figure est froid et l'autre chaud. Ces aberrations de la calorification et ces anomalies sensitives, car les malades quelquefois se plaignent de froid bien qu'ils aient le corps chaud et *vice versâ*, concourent avec d'autres mauvais signes à faire connaître le danger toujours inséparable de ces sortes de fièvres. Le froid qui dure très-longtemps, qui est excessif et accompagné de signes qui annoncent une grande faiblesse ou l'épuisement des forces, est en général dangereux. (Debreyne.)

Les frissons qui reviennent fréquemment dans les maladies aiguës annoncent beaucoup de danger, suivant les observations d'Hippocrate.

Un long et violent frisson, qui survient dans une fièvre continue chez un malade déjà très-faible, est un signe très-fâcheux et quelquefois même mortel : *Si rigor incidat in febre non intermittente, ægro jam debili, lethale.* (Hipp.)

Le cas sera certainement mortel s'il y a des sueurs partielles, froides, avec des douleurs fortes à la tête, au cou, et aphonie : *Qui ex rigore perfrigent et unà dolore tum capitis, tum cervicis impliciti, mox voce capti, parvo sudore madent, ut se collegerint, moriuntur.* (Hipp.)

Si, dans les fièvres continues, les parties extérieures sont froides pendant que le malade se plaint d'une chaleur brûlante à l'intérieur et d'une soif très-vive, la maladie devient très-grave et très-dangereuse. *In febribus non intermittentibus si partes externæ sint frigidæ, internæ vero urantur et siticulosæ sint, lethale est.* (Hipp.)

Le refroidissement excessif des extrémités, qui est causé

par des douleurs vives parties du ventre, est en général un symptôme très-fâcheux. *Ex vehementi partium quæ ad ventrem attinent dolore, extremorum refrigeratio molum.* (Hipp.)

Le froid des extrémités, des sueurs froides, visqueuses, grasses, avec un pouls misérable, excessivement petit ou nul, annoncent ordinairement une terminaison prompte et funeste. C'est le même pronostic que porte Landré-Beauvais en termes équivalents : « Le froid des extrémités, des sueurs visqueuses, grasses, froides, le pouls auparavant très-petit, actuellement nul, après que la connaissance est revenue; tous ces signes, qui surviennent assez ordinairement dans les fièvres adynamiques, annoncent la mort. »

On observe ordinairement des frissons irréguliers lorsqu'une phlegmasie ou une inflammation passe à l'état de suppuration. C'est toujours un très-mauvais signe, qui annonce le plus grand danger si l'inflammation attaque un viscère ou un organe interne.

Si, dans les fièvres éruptives, surtout dans la petite vérole, il survient des frissons violents et réitérés pendant la suppuration des boutons ou même seulement après leur complète éruption, on a lieu de craindre un grand danger. (Debreyne.)

Enfin, quand, à la suite d'une opération chirurgicale, au moment où les plaies sont en pleine suppuration, le malade est pris tout à coup d'un frisson considérable et prolongé, on est en droit de craindre une résorption purulente, c'est-à-dire le passage de la suppuration dans l'appareil circulatoire, et cette complication est presque toujours mortelle.

Quant à la chaleur, son augmentation est un des symptômes de la fièvre et des inflammations. Dans les fièvres bilieuses fortes, elle est âcre et mordicante au toucher. Lorsque, dit Double, ce caractère est poussé à un certain degré, et qu'il s'y joint une sécheresse extrême, on doit s'attendre aux dégénérations putride et maligne, c'est-à-dire à un grand danger.

« Si, avec une augmentation considérable de la chaleur, il se déclare des convulsions de quelque durée, il faut désespérer du malade. Cela arrive trop souvent dans les fièvres malignes, et le délire s'y joint presque toujours. » (Double.)

« Dans les inflammations, soit aiguës, soit chroniques de la vessie, mais surtout dans les premières, les malades se plaignent d'une ardeur interne considérable ; ils ont besoin de respirer un air frais et souvent renouvelé, et cependant la température du corps est très-basse, et les extrémités inférieures et supérieures restent très-froides : non-seulement alors l'inflammation est très-grave, mais je l'ai vue souvent se terminer par la gangrène de l'organe et peu après par la mort. » (Double.)

C'est un signe de grande malignité que quelques parties du corps s'échauffent et se refroidissent alternativement et en fort peu de temps. Si à ce signe se joint une prostration considérable des forces, le malade est dans le plus grand danger, pour ne pas dire que sa perte est presque inévitable.

Le sentiment d'une chaleur brûlante dans une partie où le toucher n'en donne aucune connaissance est quelquefois le prélude et l'annonce d'une gangrène spontanée ou d'un sphacèle de tout un membre.

VI. — Exceptions.

A tous les signes que je viens de relater on ne saurait, dans certaines circonstances, reconnaître la gravité d'une maladie, car les uns ou les autres, pris séparément, se manifestent quelquefois dans un état de santé parfaite ou sous l'influence de la plus petite indisposition.

Ainsi, pour l'*attitude*, il existe bien des gens faibles, bien des individus nonchalants qui, sous la pichenette d'un simple malaise, tombent et semblent terrassés par un gros coup de massue. Cela tient aux caractères, aux tempéraments; et puis, comme je l'ai fait remarquer au sujet de la physionomie, il est des émotions morales et des indispositions physiques qui semblent retirer tout d'un coup les forces d'une organisation vivante. La frayeur affaisse et terrasse; un dévoiement un peu intense, non-seulement tire et pâlit la figure, mais, suivant une expression vulgaire, semble casser les jambes et les bras.

Pour les déformations du corps et du visage, ces enflures intempestives que nous avons appelées œdèmes et emphysèmes, de simples troubles digestifs peuvent les déterminer. J'ai vu des malades avec un corps presque complétement tuméfié pour avoir mangé des huîtres malsaines ou des moules qui n'étaient pas fraîches.

Chacun sait qu'un refroidissement, un courant d'air, une passagère perburbation, causent, chez certains sujets, des gonflements extérieurs que l'on appelle ordinairement des fluxions. Or un malade peut, tout comme une personne bien portante, subir ces gonflements désagréables et ne devrait pas se croire perdu parce que son visage est déformé, parce qu'une partie de son visage est exagérément tuméfiée.

De même, l'amaigrissement subit survient quelquefois d'une façon bizarre et inattendue, mais sans indiquer le moindre danger, sans devenir par conséquent un redoutable symptôme. Je connais des gens qui maigrissent en vingt-quatre heures d'une façon vraiment extraordinaire; il est vrai qu'ils se remettent aussi promptement; ils sont maigres aujourd'hui, et demain vous les retrouvez tout engraissés. Cela tient à une sensibilité spéciale du tissu cellulaire, c'est-à-dire du corps graisseux, qui sert en quelque sorte de doublure à la peau.

Pour les *taches*, depuis les boutons de jeunesse jusqu'aux plaques de dégénérescence que l'on aperçoit sur certains vieillards, depuis les éruptions bénignes jusqu'aux dartres de toute nature, tenaces, rebelles, souvent incurables, mais n'offrant aucun danger sérieux, on trouve bien des marques qui ressemblent aux pétéchies et aux teintes pourprées.

J'ai comparé les pétéchies à des morsures de puce, et franchement il est bien des malades qui, se trouvant mal couchés et peu soignés, subissent bon nombre de morsures, non-seulement des puces, mais des punaises, la lèpre ordinaire des vieilles maisons et le désespoir des gens qui les habitent.

Il ne faudrait donc pas s'effrayer inconsidérément en voyant apparaître à la peau de quelques malades, alités depuis trois ou quatre semaines, des taches rouges, des boutons multipliés, en un mot des espèces de pétéchies.

D'un autre côté, est-ce que les teintes pourprées ne surgissent pas tout à coup sur le cou, les bras, ou le dos des gens les mieux portants?

Quant au changement subit de température, à ces frissons pénibles qui secouent le corps tout entier, puis à ces bouffées de chaleur qui ressemblent, dans leurs effets, à tous les inconvénients produits par ce qu'on appelle des coups de soleil, on peut les éprouver sans être très-gravement malade, on les subit même quelquefois sans être réellement incommodé. En parlant de la digestion dans mon *Cours d'hygiène*, j'ai noté la petite particularité du frisson digestif, frisson tout mécaniquement causé par la concentration de la chaleur vers l'estomac, par l'agglomération des forces vitales vers l'organe où doit s'opérer la digestion. Eh bien, chez certains individus plus impressionnables sans doute que les autres, le frisson digestif prend quelquefois un caractère de frisson fiévreux; à plus forte raison, pareil frisson peut-il survenir chez des malades.

Je conclus que, si tous les signes de maladies graves que j'ai dénoncés jusqu'à présent peuvent avoir une certaine valeur de pronostic et prouver à des observateurs que le malade est en danger, ils ne doivent en aucune façon décourager les malades qui en reconnaîtraient chez eux l'existence ou l'apparition.

SIGNES TIRÉS DE L'INTELLIGENCE ET DE LA VOIX

I. — Pourquoi la voix avec l'intelligence ?

Parce que la parole est la manifestation de la pensée, le privilége de la race humaine et l'un des symptómes les plus caractéristiques d'une intelligence qui se porte bien.

Oh ! les signes tirés du plus ou moins d'intelligence sont connus de bien des observateurs ! Quiconque réfléchit comprend très-bien que le plus ou moins d'intelligence d'un malade prouve l'état du système nerveux en général, et du centre, c'est-à-dire de la tête en particulier. Aussi, quand arrivent les aberrations, dès que se manifeste le délire, on s'inquiète et l'on perd tout espoir ; on n'a pas toujours tort, mais on n'a pas toujours raison.

II. — Gravité du symptôme appelé délire.

Le délire est extrêmement variable dans sa forme et dans son intensité. Quelquefois à peine aperçoit-on que les malades délirent ; ils sont fort tranquilles, ne remuent presque pas, et ils ne parlent qu'à voix basse, mais disent des choses incohérentes, sans suite ni liaison. Plus souvent on remarque un regard fixe, morne, triste, des yeux hagards, mobiles, brillants, étincelants, menaçants, comme de feu et de sang; des vociférations, des fureurs, des propos désordonnés, extravagants, ou des discours frénétiques, blasphématoires, obscènes, même chez les personnes très-bien élevées et très-délicates. Le malade crie, menace, pleure, rit, chante, grince des dents, se mord, se frappe, se blesse, bat les personnes qui l'assistent, crache sur elles et leur jette tout ce qu'il peut atteindre. D'autres fois il est morose, triste, taciturne, pusillanime, tremblant; il chasse aux mouches, semble ramasser sans cesse des objets qui l'environnent, et surtout ses couvertures et ses draps qu'il roule comme pour en faire un paquet; il s'efforce péniblement et d'une main mal assurée de détacher des portions de tapisserie ou d'arracher des clous des murs qu'il peut atteindre. Sans éprouver des coliques, et contre son habitude, il se couche sur le ventre. Puis il se lève précipitamment sur son lit, le quitte brusquement et court comme s'il poursuivait quelqu'un ou comme s'il était lui-même poursuivi, et se sauve indifféremment ou par la porte ou par la fenêtre. Dans les maladies naturellement très-douloureuses, il ne se plaint d'aucune douleur, et, par contre, accuse des souffrances vives lorsque rien ne semble indiquer qu'elles soient réelles. Il s'agite, se tourne, se retourne, et se découvre sans cesse et souvent indécemment. Il ne se plaint point de la soif, bien qu'il ait la langue et la bouche extrêmement sèches avec une fièvre vive et une chaleur brûlante. Si on lui demande à voir sa langue, il vous regarde fixement et ne fait aucun effort pour la tirer et la montrer; ou, s'il la montre, il oublie de la retirer; s'il demande l'urinoir, il ne pense pas à s'en servir, etc. Il est inutile de dire combien sont dangereux. nous ne dirons pas l'ensemble de tous ces symptômes, mais seulement une partie et surtout les derniers, à cause de la profonde ataxie ou de l'extrême perversion ou perturbation nerveuse qu'ils décèlent.

Tout délire furieux, continu ou intermittent, annonce un grand danger.

Les violentes convulsions, le grincement des dents, qui surviennent dans un délire furieux, annoncent presque toujours la mort.

L'extrême faiblesse, le tremblement, un pouls très-mauvais ; des mouvements convulsifs, des yeux rouges et ternes, un vomissement de matières brunes, noires ; la langue sèche, tremblante ; les lèvres écartées, les dents antérieures couvertes d'une matière visqueuse, sèche, brune, noire ; une extrême altération dans les traits de la physionomie, sont les symptômes qui accompagnent le plus ordinairement le délire lorsqu'il tend à la mort.

Si le délire furieux cesse sans raison, c'est à-dire si le malade reprend sa connaissance sans que ce changement ait été occasionné par quelque évacuation critique ou par quelque dépôt, et pendant que les symptômes funestes qui accompagnent le délire persistent, la mort du malade est très-prochaine.

III. — Mots techniques qu'il est urgent de connaître.

Les médecins ont un langage à eux ; quelle est la caste qui n'en a pas ? Je trouve inutile d'initier les gens du monde à une foule de dénominations tirées du grec et du latin, et dont la science médicale, à mon avis, aurait bien pu se passer. Mais il est plusieurs expressions qu'un prêtre doit connaître, et sur lesquelles je me trouve obligé de lui donner quelques renseignements.

Ainsi, pour les signes morbides partant de l'intelligence, ou, si vous l'aimez mieux, du cerveau, centre nerveux, organe généralement reconnu comme le siége de la pensée, à côté de la perversion complète que l'on nomme délire, se trouvent d'autres accidents qu'il est urgent de mentionner :

C'est la *stupeur*,

C'est le *sopor* des anciens,

C'est le *coma*,

C'est le *carus*.

Quant à la léthargie, tout le monde en connaît et la gravité et le nom.

IV. — Stupeur.

La stupeur est une sorte d'engourdissement des facultés intellectuelles, accompagné d'une expression d'indifférence ou d'étonnement dans la physionomie, et d'une diminution du sentiment et du mouvement; c'est la stupéfaction du cerveau. Le malade a le regard indécis, hébété et stupide; il comprend difficilement ce qu'on lui dit, et y répond mal, avec peine ou point du tout; il ne se plaint d'aucun mal, est indifférent à tout, et paraît dominé, accablé par un sommeil irrésistible. Cet état est le prélude ou le prodrome d'un grand danger.

V. — Sopor des anciens.

Le *sopor* ou le *cataphora* des Grecs est un assoupissement fâcheux, un sommeil fatigant, lourd et pesant, dont le réveil est difficile, et qui contribue à aggraver l'état des malades et à diminuer la mesure ou la somme de leurs forces.

VI. — Le coma.

Le *coma* est un sommeil profond dont le réveil est plus ifficile encore.

On le distingue en *coma vigil* et en *coma somnolentum*.

Le premier est une espèce d'assoupissement très-accablant, ou plutôt une envie de dormir irrésistible accompagnée de délire. Le malade tient les yeux fermés ; il les ouvre quand on le touche et les referme aussitôt ; il parle entre ses dents, s'agite, se tourne et se retourne, et cherche toujours à se lever : cet état annonce un grand danger.

Le *coma somnolentum* est un assoupissement profond et contre nature ; c'est un signe très-grave, un signe de mort.

VII. — Le carus.

Le *carus* enfin est le dernier degré du coma ou de l'assoupissement pathologique ou morbide ; c'est un état de complète insensibilité qu'aucune stimulation ne peut interrompre. Dans le carus, les malades conservent la respiration et la circulation ou le pouls ; c'est par là que l'état carotique diffère essentiellement de la syncope, dans laquelle ces deux importantes fonctions sont suspendues. Le carus, que l'on peut regarder comme un commencement d'apoplexie, survient quelquefois dans la plus grande violence des fièvres putrides et malignes, du typhus et des fièvres dites typhoïdes. Il est inutile de dire que ce signe annonce un extrême danger ou plutôt une mort extrêmement probable. (Debreyne.)

VIII. — La léthargie.

La léthargie est un sommeil très-profond, continu et très-prolongé. Si l'on parvient à réveiller les malades, ils retombent promptement dans leur funeste assoupissement ; et, si alors ils profèrent quelques mots, ils ne savent ce qu'ils disent ; leurs facultés sont absolument nulles et oblitérées : cet état est l'indice du plus grand et du plus imminent danger.

IX. — Signes tirés de la voix.

Toutes ces perturbations de la voix et de la parole sont plus ou moins fâcheuses suivant les maladies qui les produisent.

La faiblesse de la voix est toujours un signe très-dangereux, si elle dépend de la faiblesse générale, quelle que soit la maladie qui l'ait occasionnée.

La voix claire et aiguë, jointe à l'obscurcissement de la vue, est le signe précurseur des convulsions : *Convulsiones minantur acuta vox et lugubris cum aliis signis. Vox acuta clangosa, mala est.* (Hipp.)

Une voix tremblante, persistant et coïncidant avec une diarrhée opiniâtre, est du plus mauvais augure ; c'est souvent un signe mortel : *Cum voce tremula alvi præter rationem solutio, in iis longiore tempore corpus male habentibus, lethale.* (Hipp.)

La voix rauque ou la raucité est dangereuse si elle est jointe à une forte inflammation de l'arrière-bouche.

Les enrouements qui durent plus d'un an ne sont guère susceptibles de guérison ; ils finissent presque toujours par la consomption : *Frequenter sub-soporatæ vocis interceptiones consistentes tabem præsignant.* (Hipp.)

La raucité qui se déclare au dernier degré de la phthisie pulmonaire est l'annonce d'une mort très-prochaine. (Wratislav.)

C'est, dit Double, un fort mauvais signe, dans les fièvres putrides et malignes, que la voix devienne subitement nasale ; cela suppose un affaiblissement presque toujours funeste.

L'aphonie, autrement dit l'extinction de la voix, dans les maladies aiguës, est un symptôme très-fâcheux et presque toujours mortel, surtout si elle survient vers la fin de la maladie. Elle comporte le même danger lorsqu'elle se manifeste même dès le début des fièvres malignes. *Si quis in febre fandi sit impotens, malo est loco... Quæ cum exolutione fiunt aphoniæ, lethales... Vocis defectio cum virium exolutione, pessima...* (Hipp.)

L'aphonie avec une respiration *élevée*, suffocante, est, suivant Hippocrate, un très-mauvais signe. *In vocis interceptione spiritus sublimis, sicut iis qui suffocantur, malum.*

L'aphonie qui survient à la fin des angines est un signe grave, et quelquefois même il est mortel.

L'aphonie, suite de l'affaiblissement général dans les maladies aiguës, est très-souvent un signe mortel.

L'aphonie qui se joint aux convulsions ou au délire, ou aux deux symptômes réunis, est presque toujours mortelle. *Aphoniæ quæ convulsivo modo fiunt, perniciosum.* (Gal.)

La parole peut présenter de nombreuses altérations. La mussitation, ou le mouvement des lèvres et de la langue à l'aide duquel les malades articulent des lettres ou de demi-mots, parlent entre les dents, est un signe de mauvais augure.

La voix tremblante est un mauvais signe, qui annonce la faiblesse ou un délire prochain.

L'embarras de la langue, la parole momentanément arrêtée, suspendue, et le bégaiement insolite, sont des signes précurseurs de l'apoplexie. Le bégaiement accidentel s'observe quelquefois dans les fièvres malignes, et s'il existe en même temps quelques signes de congestion cérébrale, comme rougeur de la figure, yeux vifs et étincelants, pesanteur ou douleur de tête, étourdissements, tintements d'oreilles, envies de dormir, etc., on a tout lieu de craindre de graves accidents. (Debreyne.)

La précipitation de la parole est quelquefois aussi un signe de délire, de même que la loquacité insolite, en un mot tout propos déraisonnable et qui s'écarte des discours ordinaires du malade. *Ferox responsio in homine modesto, atque in feroci modesta, delirium significat; et garrulitas in taciturno ac silentium in garrulo.* (Hipp.)

La perte de la parole, la mutité ou le mutisme, peut exister avec ou sans aphonie. La mutité est très-dangereuse dans toutes les maladies aiguës, surtout si les forces sont en partie ou entièrement épuisées. La perte de la parole, dans les fièvres putrides ou typhoïdes, est très-fâcheuse; et, si elle survient après le délire, elle annonce une mort prochaine.

Le silence obstiné dans les maladies aiguës, suivant Double, est ordinairement un très-mauvais signe. S'il dépend du délire, le malade peut parler, mais il ne le veut pas : c'est dans ce cas, dit Double, que le silence est souvent mortel. *In febribus insaniæ vehementes silente ægro, sed non etiam privato voce, lethale.* (Hipp.)

X. — Exceptions.

Je pourrais dans une question de cette nature me dispenser, je crois, du petit chapitre des exceptions. En effet, pourquoi ai-je pris soin de noter jusqu'ici, après les différents signes dangereux, quelques-uns des cas où ces signes ne présentait réellement aucune gravité? N'est-ce pas dire non, après avoir soutenu le oui?

C'est dire la vérité d'abord, et puis mon but est bien compréhensible : il s'agit de prévenir l'effroi et le désespoir des malades trop curieux qui voudraient s'initier aux signes de la mort pour savoir s'ils sont en danger de mourir...

Eh bien, je dis qu'en me plaçant à ce point de vue je pourrais me dispenser de prouver que le délire, la stupeur et la léthargie, la voix tremblante, très-faible ou très-rauque, ne sont pas toujours des symptômes qui prouvent une situation grave, une maladie dangereuse. Il n'y a point à craindre, en effet, qu'un malade s'inquiète de son délire, car l'inquiétude vient toujours d'un raisonnement, d'un certain nombre de réflexions. Or, dans le délire, il n'y a plus ni réflexion suivie ni raisonnement possible. La voix tremblante, aiguë, rauque, ou perdue tout à fait, prouve le plus souvent des convulsions, une faiblesse capable d'anéantir l'intelligence, ou provient d'accidents qui tiennent à l'embarras et au malaise du centre nerveux. Dans ces différentes suppositions, il n'y a donc plus de craintes à redouter, ni plus d'effroi qui puisse être causé par des idées de découragement.

Toutefois, pour rassurer des parents trop désespérés, il est bon de les prévenir que le délire arrive promptement dans presque toutes les maladies des enfants, il suffit d'une fièvre un peu intense, d'une indigestion passagère, d'une inanition quelquefois produite par une diète forcée ou commandée, pour que toutes ces petites têtes divaguent et que l'intelligence soit tout à fait en déroute.

De même, les convulsions des enfants, accidents redoutables, sans doute, sont bien loin d'avoir la gravité des convulsions que subissent les grandes personnes au dénoûment des longues maladies.

Quant au tremblement de la voix, à l'enrouement et même à l'aphonie, chacun sait que ces inconvénients peuvent se produire sous l'influence d'une petite peur, d'un mal de gorge ou d'un rhume sans gravité. Il y a plus, la voix tremblante est naturelle et habituelle chez certaines personnes; la voix rauque provient quelquefois d'une certaine dilatation des amygdales, et j'ai rencontré, dans ma pratique, des gens qui, sans causes bien appréciables, sans être malades, c'est-à-dire sans être souffrants d'aucune façon, perdaient tout à coup la voix, puis la retrouvaient, puis la reperdaient pour la retrouver encore.

Vous voyez donc bien qu'en médecine comme en grammaire il n'est point de règles sans exceptions.

SIGNES DES ORGANES DE LA CIRCULATION

I. — Il s'agit de faire un peu le médecin.

Les trois genres de signes que nous avons examinés jusqu'à présent peuvent être constatés, remarqués et suffisamment distingués tout simplement en regardant le malade et en obtenant de lui des réponses banales aux demandes de circonstance.

— Comment vous trouvez-vous ? — Dormez-vous un peu ? — Que faites-vous pour vous soulager ?

Mais, pour juger de l'état de la circulation du sang, il faut quelquefois écouter le cœur, et il faut toujours tâter le pouls.

Oui vraiment, tâter le pouls ; j'ai soutenu que tous les gens du monde devraient savoir saigner (*Art de soigner les malades*), à plus forte raison je prétends que tout le monde devrait savoir tâter le pouls. Quant à l'auscultation du cœur, c'est une autre affaire. Malgré l'ingénieux instrument de Laennéc, petit morceau de bois qu'on appelle stéthoscope, il faut une très-grande habitude, une longue étude, de l'attention et de l'expérience pour reconnaître les bruits divers du centre circulatoire et en apprécier toute la valeur. Je ne dirai donc rien des signes plus ou moins graves que peut fournir l'état du cœur; mais, après avoir indiqué la manière de tâter le pouls, j'espère donner des renseignements utiles en indiquant plusieurs des symptômes fournis par les artères et leurs diverses pulsations.

II. — La place du pouls, manière de le tâter.

Il est à peu près inutile de définir le pouls, et de dire que c'est le nom donné à la sensation que fait éprouver une artère superficielle à la main qui explore, au doigt qui la touche ; mais il est essentiel de bien indiquer la place du pouls.

Pour indiquer, borner, en un mot décrire toutes les régions du corps humain, les anatomistes ont été contraints de placer l'homme dans une position toujours identique, qu'ils ont même appelée position anatomique. Un individu, pour être en position anatomique, doit non-seulement se tenir debout, les pieds bien parallèles, mais il doit présenter de face les deux mains ouvertes, ce qui rappelle assez la position du soldat plaçant le petit doigt sur la couture du pantalon.

Dans cette situation, le bras présente deux lignes, et par conséquent deux côtés bien distincts, la ligne extérieure, celle qui aboutit au pouce, et la ligne intérieure, qui se termine par le petit doigt; il en résulte un côté externe et un côté interne, il en résulte une face antérieure et une face postérieure.

Autre remarque importante : la main est un organe à part et ne fait point partie du levier brisé et mobile qu'on appelle le bras. En anatomie, la section du bras, à partir de l'épaule jusqu'au pli du coude, est appelée bras proprement dit, et toute la partie qui s'étend depuis le pli du coude se nomme l'avant-bras.

Eh bien, c'est à la partie inférieure de l'avant-bras, sur la face antérieure, tout près du bord externe, c'est-à-dire du côté du pouce, que se trouve une des artères les plus faciles à explorer, que l'on tâte le plus communément pour connaître la force ou la faiblesse des contractions artérielles, et qui constitue ce que l'on appelle vulgairement le pouls.

Ainsi ne vous y trompez pas; faites mettre le bras en demi-pronation, c'est-à-dire faites-le fléchir en en ramenant le second segment vers le centre du corps. Dans cette situation, le pouce se trouvera nécessairement en haut ; la région que nous avons appelée région antérieure fera vis-à-vis à toutes les faces antérieures, et par conséquent se trouvera momentanément postérieure. Peu vous importe, et si toutes ces expressions d'antérieures et de postérieures vous éblouissent, rappelez-vous simplement une chose, c'est qu'on tâte le pouls du côté où la main peut s'ouvrir et se fermer; c'est qu'il faut le tâter un peu au-dessous du pouce, au bord qui aboutit à cette partie importante de la main, dans une espèce de rainure formée, d'une part, par une crête osseuse, que l'on perçoit très-bien, et, de l'autre, par une de ces cordes vivantes et résistantes qui terminent tous les muscles, et que l'on appelle des tendons.

On doit tâter le pouls avec deux ou trois doigts, mais éviter de l'interroger avec le pouce, attendu que le pouce renferme lui-même une artère d'assez gros calibre, et que les pulsations de cette artère pourraient être une cause d'erreurs. Il faut le tâter à plusieurs doigts, afin que la sensation perçue soit plus franche, plus appréciable ; et, pour trouver les pulsations, j'avertis qu'il est inutile d'appuyer bien fort.

Encore une recommandation. Il faut éviter de tâter le pouls à un malade qui vient de prendre des aliments, ou qui se trouve sous l'impression d'une commotion vive, d'une sensation de peine ou de plaisir; c'est pour cette raison que les médecins un peu expérimentés ont soin de ne tâter le pouls de leurs malades qu'après avoir causé quelque temps avec lui, car souvent l'impression produite par la venue de l'homme de l'art produit une accélération dans les mouvements du cœur et des artères, et il en résulte un pouls trompeur, un pouls exagéré, et que l'on a fort pittoresquement appelé le pouls du médecin.

Ce qui arrive devant le médecin peut arriver devant tout autre visiteur, c'est pourquoi je crois nécessaire d'en prévenir.

III. — Des signes tirés du pouls.

On a fait bien des ouvrages, on a écrit bien des volumes sur les signes tirés du pouls, je m'accuse moi-même d'être l'auteur d'un travail tout spécialement médical, et dont deux ou trois échantillons seulement ont paru dans les journaux. Qu'on me passe la petite satisfaction de me citer moi-même, c'est-à-dire de donner ici un lambeau de cet écrit.

« Qui pourrait nier la valeur des signes fournis par le pouls? Combien je rappellerais de renseignements oubliés et d'indications précieuses si, me posant en compilateur, je voulais analyser tout ce que les anciens, nos pères dans la science, ont écrit sur cet immense sujet? Depuis Hippocrate, Hérophile, Érasistrate, jusqu'à Aristogène, Archigène et Galien; depuis Solano de Lucques jusqu'à Bordeu et Fouquet, tous ont démontré qu'à l'aide du pouls bien étudié, bien compris, on pouvait reconnaître, non-seulement le caractère, mais la situation des maladies internes; de là le pouls cérébral, le pouls pectoral, le pouls abdominal, etc. »

« Les symptômes tirés des variations du pouls ont été

perdus de vue par certains enseignements entachés de positivisme. On veut se rendre compte de tout ; or la valeur, la signification du pouls n'est pas toujours explicable, toujours exactement rationnelle. Le pouls dur, roide et fréquent est le signe logique d'une fièvre générale ; c'est vrai. Le pouls faible et flasque est le signe rationnel de l'anémie ; c'est encore vrai. Mais voici un pouls *intermittent* qui indique des souffrances intestinales, un pouls *ondulant* qui annonce la sueur, un pouls *rebondissant* qui permet de prédire les hémorragies, un pouls *en queue de rat* qui avertit d'avance de l'émission des urines! Où est la logique, le rapport, l'explication? J'en suis bien fâché pour les positivistes, mais, dans le grand dédale des affections humaines, les signes, les indications, les symptômes, en un mot ce que j'appellerais volontiers les *enseignes pathognomoniques*, n'ont pas besoin d'être toujours parfaitement explicables.

« Il en est de la science thérapeutique comme de toutes les sciences d'observation : elle ne repose, elle ne doit reposer que sur des faits, sur des faits bien reconnus, bien établis, sur des faits passant et repassant sans cesse par le contrôle de l'expérience.

« Mais il importe peu que ces faits soient bizarres et plus ou moins compréhensibles, car un fait, par sa nature, est inflexible et dominateur. » (*Des caractères du pouls.*)

On comprend que, dans un ouvrage destiné aux gens du monde, je ne donnerai pas tous les détails utiles à des médecins; je veux même être assez court sur ce chapitre, et je saurai me restreindre aux plus importantes indications.

Avant de parler des diverses altérations du pouls, disons quelques mots du pouls normal et physiologique, c'est-à-dire naturel. Le pouls, dans l'état de santé, est égal, souple, d'une force médiocre. Il bat à peu près, chez les adultes, de soixante-dix à soixante-quinze fois, ou plutôt soixante-douze fois par minute, c'est-à-dire quatre fois autant que la respiration normale, qui est de dix-huit par minute.

Le pouls est en général plus fréquent chez les jeunes gens que chez les hommes faits, et beaucoup plus fréquent chez les enfants que chez les jeunes gens. — Le pouls des vieillards est le plus lent. Le pouls varie encore suivant les tempéraments; il est plus fréquent, plus vite et plus fort dans les tempéraments sanguins et bilieux; il est plus faible et plus rare dans les personnes molles et lymphatiques, etc.

L'augmentation de la fréquence du pouls annonce toujours que le danger de la maladie accroît. Le pouls d'un adulte, lorsqu'il donne au delà de cent cinquante pulsations par minute, est presque toujours un signe mortel.

Plus le pouls fréquent est petit, faible et inégal, plus le signe qu'il donne est mauvais. (Landré-Beauvais.)

Le pouls petit est très-dangereux après des douleurs violentes, le délire, les insomnies ; il indique souvent le passage des inflammations à la gangrène et à la mort.

Dans les inflammations graves, le pouls mou, fréquent et irrégulier est fort mauvais.

On appelle pouls grand celui dont l'artère se gonfle et se développe beaucoup. Il est dangereux dans les apoplexies; il indique une mort prochaine, lorsque après avoir été petit il se développe tout à coup et est accompagné d'un penchant irrésistible au sommeil.

Plusieurs médecins ont remarqué que le danger de toutes les affections soporeuses, principalement de la léthargie, augmentait en raison de la grandeur du pouls chez les individus qui l'avaient auparavant ou petit ou médiocre. Lors donc que, dans une léthargie quelconque, le pouls, auparavant médiocre, devient sensiblement plus grand, ensuite très-grand, et qu'il frappe le doigt

avec saccadés, on peut prédire la mort, surtout si les autres symptômes de la maladie persistent au même degré.

Le pouls qui devient insensible lorsque les forces sont
épuisées par une maladie annonce une mort très-prochaine.

SIGNES TIRÉS DE LA RESPIRATION

La respiration naturelle ou dans l'état de santé est facile, égale, douce, uniforme et insonore. Elle se compose de deux mouvements, l'inspiration et l'expiration. Quant à sa fréquence, elle est, dans les adultes, le quart de la fréquence du pouls, c'est-à-dire dix-huit par minute, ou quatre battements du pouls par chaque respiration.

La respiration fréquente est celle qui dépasse plus ou moins le terme normal, c'est-à-dire le chiffre dix-huit.

En général, plus la respiration est fréquente, plus elle est dangereuse : le danger devient fort grand lorsqu'on compte de cinquante à soixante respirations par minute. (Debreyne.)

La respiration rare est l'opposé de la fréquente, c'est-à-dire qu'elle est au-dessous de la respiration naturelle ou du chiffre dix-huit.

Elle n'est dangereuse que par sa grande rareté, surtout lorsque la poitrine s'élève beaucoup et avec grand effort pour effectuer l'inspiration.

La respiration, déjà très-rare et qui le devient à chaque instant davantage, est souvent un signe avant-coureur de la mort. Ce mode de respiration annonce quelquefois seul, dans les affections soporeuses et apoplectiques, une mort immédiate, sans aucune espèce de râlement ni agonie proprement dite. (Debreyne.)

« La respiration qui est à la fois rare et grande, dit Double, est un signe mortel : elle accompagne ordinairement les affections soporeuses, les délires taciturnes. » *Qui vero magnus inspiratur et per multum temporis intervallum, delirium indicat.* (Hipp.)

La respiration petite et obscure est généralement très-mauvaise.

Celle dans laquelle l'inspiration est petite et l'expiration grande, annonce le danger le plus imminent et le plus formidable.

Lorsque la respiration est petite au point d'être à peine sensible, on peut pronostiquer une mort prochaine, à moins que cet état ne soit l'effet d'une syncope.

La respiration est difficile quand les mouvements d'inspiration et d'expiration s'exécutent avec peine et que le malade éprouve le sentiment d'un grand poids fixé sur la poitrine. La dyspnée ou la difficulté de respirer se fait remarquer dans un grand nombre de maladies graves. (Debreyne.)

A la difficulté de respirer, qui est généralement un signe très-mauvais, doivent se rattacher plusieurs autres modes de respiration, comme la respiration laborieuse, qui est très-difficile et accompagnée d'un sentiment d'embarras et d'oppression notable, mais néanmoins sans suffocation imminente.

« La respiration laborieuse, c'est-à-dire celle qui se fait avec essoufflement, travail manifeste des muscles du col et de la poitrine, mouvement des ailes du nez (*sublime*); cette respiration, dis-je, annonce dans les maladies aiguës une mort prochaine. » (Leroy.)

Si la respiration laborieuse est en même temps petite, fréquente et précipitée, elle est plus funeste encore.

La respiration suffocante, anhéleuse : elle est si difficile, que le malade ne peut absolument garder la position horizontale, et qu'il est forcé de rester debout ou assis sur son séant pour ne pas suffoquer; c'est l'orthopnée, ou *respiration droite*, suivant l'étymologie grecque. C'est un des plus mauvais signes que l'on puisse rencontrer dans les fluxions de poitrine et les pleurésies : nous l'avons vu suivi, dans ces cas, d'une mort prompte, amenée dans l'espace de quelques minutes. *Quod si dùm morbus viget, ægrotus velit residere, hoc in omnibus acutis malum, in pulmoniis vero pessimum.* (Hipp.)

S'il arrive, dans le cours d'une maladie aiguë, que le malade soit pris subitement d'une extrême difficulté de respirer, au point d'être obligé de se faire soulever et appuyer sur des oreillers et de se tenir sur son séant, on doit en porter un pronostic très-fâcheux. (Hipp.)

La respiration difficile, vite, petite, inégale, douloureuse, suffocante, haute, *sublime*, c'est-à-dire exécutée péniblement par les efforts réunis de tous les muscles du thorax (la poitrine), est sûrement mortelle, parce qu'elle offre au plus haut degré l'ensemble de toutes les altérations respiratoires les plus graves et les plus profondes. (Boerhaave.)

« La respiration vite et difficile, accompagnée de bruit plus ou moins considérable dans la gorge et suivie de hoquet, est un signe de mort prochaine, surtout si le malade présente d'ailleurs une faiblesse extrême, une insensibilité générale, des sueurs froides, le pouls fréquent et faible. » (Double.)

La respiration soufflante se remarque dans quelques fièvres continues graves, dans le stade ou période du chaud des fièvres intermittentes, dans l'asthme, l'hydropisie très-avancée, etc. « Je l'ai vu plusieurs fois, dit Double, constituant un des symptômes de l'agonie, et dans deux circonstances le malade soufflait absolument de la même manière que s'il eût voulu refroidir un corps trop chaud : ces deux malades se trouvaient dans le plus haut degré d'épuisement des forces. »

Si l'air expiré produit sur la main une chaleur plus forte qu'à l'ordinaire, on dit que la respiration est chaude; si la sensation de chaleur éprouvée est très-forte, extraordinaire, la respiration est appelée brûlante. On observe la respiration chaude ou brûlante, suivant le degré d'intensité, dans les fièvres inflammatoires très-fortes et surtout dans les phlegmasies violentes des poumons et des bronches. Ce signe révèle une grande intensité de la maladie et un véritable danger.

Si l'air expiré ne produit d'autre sensation que celle déterminée par l'air atmosphérique, on dit que la respiration est froide.

La respiration froide est généralement un signe très-dangereux et presque toujours mortel. *Qui frigidus ex naso et ore exspiratur spiritus, admodùm exitialis est.* (Hipp.)

SIGNES RELATIFS AUX ORGANES DE LA DIGESTION

I. — Il y en a de plusieurs sortes.

On ne peut voir et examiner du tube digestif que son premier segment, c'est-à-dire la bouche, la cavité qui la constitue et les divers petits organes qu'elle contient.

Nous avons parlé déjà des lèvres, des gencives et des dents; mais il est important que nous indiquions les renseignements donnés par l'aspect de la langue. — N'a-t-on pas dit (je l'ai déjà rappelé dans plus d'une discussion) que la langue était le miroir de l'estomac?

Il est si nécessaire que le médecin appelé près d'un malade tâte son pouls et regarde sa langue, qu'il paraîtra toujours naturel aux gens souffrants, visités par des amis, par des personnes charitables, par un prêtre qui s'intéresse à eux, qu'on leur tâte le pouls et qu'on demande à voir leur langue. Après l'inspection de la langue, on pourra interroger sur la soif et sur l'appétit; il est facile encore d'avoir quelques détails sur le travail de l'estomac; quant aux déjections, nous n'en dirons rien dans ce chapitre-ci, puisque nous les avons placées dans la grande classe des sécrétions.

II. — Signes tirés de l'état de la langue.

On doit considérer comme un signe dangereux les ger-
çures, les fentes et les crevasses de la langue généralement
dans toutes les maladies.

Si la langue sèche est toujours un mauvais signe, la
langue humide doit être généralement un signe favora-
ble; mais il ne faut pas confondre la langue humide avec
la langue mouillée : cette dernière est une langue véritablement sèche qui n'a été momentanément humectée que
par le passage des liquides que le malade vient d'avaler;
tandis que la langue véritablement humide l'est d'elle-
même, par sa propre sécrétion et non par une cause
étrangère. (Debreyne.)

La rougeur excessive de la langue annonce ordinairement un état inflammatoire considérable. Cette rougeur,
dit Double, d'après Prosper Alpin, est très-mauvaise dans
les inflammations de la gorge.

La langue très-rouge est un mauvais signe dans les fièvres éruptives, comme la variole, la rougeole, la scarlatine, etc.

C'est toujours un mauvais signe lorsque, dans les maladies aiguës déjà avancées, la langue devient promptement rouge, sèche et brunâtre, et qu'en même temps on
observe une diminution notable des forces où un collapsus
adynamique. C'est une circonstance fort grave qui annonce
que la maladie devient ce qu'on appelle vulgairement putride ou maligne.

« La couleur brune et noire de la langue, accompagnée
d'une aridité telle que le malade ne puisse pas l'avancer
pour la montrer, ou que, après l'avoir montrée, il ne
puisse pas la rentrer, est le signe d'un délire très-prochain et d'un danger extrême. » (Double.)

Lorsque la langue devient brune et noire dans les derniers temps de la phthisie, c'est un signe qui annonce que la mort n'est pas éloignée.

La lividité de la langue est aussi un très-mauvais signe dans toutes les maladies : elle indique, dit Double, la dégénérescence gangréneuse.

La langue est assez souvent comme violette dans les asphyxies, les catarrhes suffocants, les maladies organiques du cœur, etc. C'est toujours dans ces cas un signe très-fâcheux.

Il faut se rappeler que la langue peut être teinte accidentellement par certains liquides ou fruits, tels que vin rouge, chocolat, pruneaux, fruits noirs, etc. Lorsqu'on soupçonne une pareille cause, il faut faire laver la bouche au malade avant d'explorer l'état de la langue. (Debreyne.)

Le volume excessif de la langue, au point de ne pouvoir être contenue dans la bouche, est toujours un signe très-fâcheux dans le cours des maladies aiguës, comme dans la petite vérole, le muguet, la pleurésie, la pneumonie, et surtout dans les angines très-intenses, où cet accident peut amener la suffocation.

Cette tuméfaction linguale dans les esquinancies ou angines graves est funeste si elle disparaît subitement sans cause connue et appréciable : *Anginosi in linguis tumores citra signa disparentes perniciosi.* (Hipp.)

La langue contractée et retirée en arrière vers l'arrière-bouche est dans les maladies aiguës un des signes les plus fâcheux. Cet état, qui pourrait être produit par un état spasmodique, annonce une grande perturbation nerveuse, et, vers le voisinage du cerveau, un danger très-grave et très-imminent parce qu'il est souvent le prodrome d'un délire violent, qui peut devenir promptement mortel. (Debreyne.)

Le mouvement continuel ou tremblement insolite de la

langue est un signe très-fâcheux. *Signa malignitatis in acutis sunt tremores insoliti linguæ.* (Boerhaave.) Souvent alors les malades n'ont plus la force de tirer la langue ; et si, après de grands efforts, ils parviennent à la faire sortir, ils oublient de la retirer ou manquent de force pour la faire rentrer dans la bouche. Ce signe est du plus mauvais augure.

Le tremblement de la langue précède assez ordinairement l'apoplexie, dont l'attaque est imminente ou commençante si la langue se dévie et se porte à droite ou à gauche.

La paralysie de la langue, qui survient dans le cours d'une fièvre ataxique ou typhoïde, annonce le plus grand danger.

Lorsqu'on trouve la langue froide au toucher, on peut en général regarder ce signe comme mortel, surtout s'il dure quelque temps. (Landré-Beauvais.)

III. — Signes tirés de la déglutition

Lorsque dans les fièvres aiguës la déglutition est accélérée, c'est-à-dire qu'elle se fait avec précipitation et comme d'une manière convulsive, on doit craindre le délire ou les convulsions, et quelquefois même l'hydrophobie symptomatique, qui est un signe presque toujours mortel.

La difficulté de la déglutition, qui survient dans les fièvres putrides et maligne, est très-fâcheuse; elle annonce presque toujours une mort prochaine si elle est excessive et comme abolie. Il en est de même dans les apoplexies graves. (Debreyne.)

Lorsque, dans les fièvres très-graves, la déglutition devenue très-difficile fait entendre le bruit sourd d'un liquide qui tombe dans l'estomac, on doit en tirer aussi le pronostic le plus fâcheux.

Lorsque les boissons, s'étant ainsi précipitées avec un bruit plus ou moins sensible dans l'estomac, sont presque aussitôt rendues en totalité ou en partie par la bouche et par les narines, la mort est prochaine. « On doit être vivement effrayé, dit Double, de la déglutition difficile. Si le malade ne parvient à avaler les boissons qu'après une respiration prolongée, faite avec effort, avec bruit, comme roulée et accompagnée de toux, cet état indique une faiblesse extrême, et précède les convulsions, le délire et la mort. » La déglutition difficile avec le cou contourné dans une fièvre aiguë, sans tumeur ni angine ou inflammation à la gorge, est un signe de mort. *Si à febre detento collum dereperentè inversum fuerit et vix deglutire possit, tumore non existente, lethale.* (Hipp.)

La déglutition difficile et quelquefois presque impossible est, dans quelques cas, l'effet de la paralysie du pharynx, ou d'une paralysie partielle ou totale de l'œsophage, et plus souvent encore elle dépend d'un rétrécissement de ce canal.

Si, quand la déglutition paraît se faire, le bol alimentaire ne descend pas dans l'estomac, la mort est presque inévitable.

IV. — Signes tirés de la soif.

Une soif continuelle et permanente que rien n'apaise est fâcheuse, et souvent elle est l'indice d'inflammations sourdes et latentes qui viennent trop souvent compliquer les fièvres essentielles et primitives, si toutefois elles n'en sont pas le résultat ou le funeste produit. (Debreyne.)

Une soif excessive, inextinguible, annonce en général une maladie très-grave et de longue durée.

« Si la soif extrême est jointe à la sécheresse et à l'aridité de la langue, aux fuliginosités des dents et du palais, et si d'abondantes boissons ne parviennent pas à diminuer cette soif, la maladie est sûrement mortelle. » (Double.)

Une soif brûlante et persistante annonce qu'il existe dans les viscères, et surtout dans les organes digestifs et pulmonaires, une irritation et une chaleur vives, qui sont toujours des signes fâcheux. (Debreyne.)

La soif la plus terrible et la plus dangereuse de toutes est celle qui est jointe à un mouvement spasmodique du pharynx, qui rend la déglutition impossible et produit une véritable hydrophobie (horreur des liquides).

V. — Signes tirés de la faim.

Il arrive quelquefois que des malades, sur le point de mourir, sont saisis d'une faim excessive qui les porte à se rassasier de toute espèce de nourriture, même la plus inopportune. Cette faim trompeuse est facile à reconnaître aux signes et aux circonstances qui ont précédé la maladie, et aux symptômes qui l'accompagnent actuellement. Si, dans un sujet très-faible et qui n'a éprouvé aucune crise, cet appétit survient subitement, soit dans une maladie aiguë, soit dans une maladie chronique, il est d'un mauvais présage. (Landré-Beauvais.)

Si, dans les convalescences de longues et graves maladies, les malades ont grand appétit et mangent beaucoup sans se rétablir et reprendre leurs forces, c'est un mauvais signe qui annonce qu'il mange trop et que l'on a à craindre une dangereuse rechute. *Qui ex morbis longis se refocillantes benè cibum capiunt et nihil proficiunt, hi malignè recidivam incidunt.* (Hipp.)

« Une faim insolite, qui se manifeste à la suite de grandes évacuations ou de longues colloquations, est mortelle, surtout si, après que les aliments ont été pris, l'estomac étant encore plein, il survient des syncopes qui, au lieu de diminuer la maladie, ne font que l'aggraver. On peut assurer alors que les facultés digestives, et plus généralement les forces vitales, sont dans un grand épuisement. » (Double.)

VI. — Signes tirés des douleurs ou perturbations de l'estomac.

Règle générale : tout malade qui ne peut rien ingérer, ni solide, ni liquide, sans une douleur considérable qui, le plus ordinairement, empêche toute assimilation, est un malade en danger de mort.

On ne peut vivre longtemps sans boire ni manger, on a beau dire que la fièvre nourrit, cela signifie qu'elle impose la diète; mais, quand à l'abstention des aliments solides ou liquides il faut joindre l'abstention de toute espèce de boisson, la gorge et la langue se sèchent exagérément, la fièvre augmente sans cesse, le danger est alors imminent.

En général, lorsque, au début d'une fièvre aiguë, le malade est tourmenté par de grands et pénibles vomissements, on doit craindre que cette maladie ne soit fort grave et dangereuse.

Le vomissement est très-douloureux et très-opiniâtre dans la gastrite aiguë ou l'inflammation de l'estomac. On reconnaît cette maladie, assez rare d'ailleurs, à une douleur violente et brûlante de l'estomac, à une excessive sensibilité de l'épigastre ou de la région de l'estomac, à la fièvre, etc.; tout est vomi, jusqu'aux liquides les plus légers. On comprend assez qu'un tel vomissement est très-fâcheux. On sait combien il est grave dans le choléra-morbus, où l'on observe en même temps des selles abondantes, des coliques vives, des crampes très-douloureuses dans les membres, etc.

Le vomissement, dans la fièvre jaune, est à peu près

un symptôme constant et ne cesse le plus souvent qu'avec la vie.

Dans le *volvulus* ou *ileus*, passion iliaque ou *miserere*, les vomissements accompagnés d'atroces coliques deviennent quelquefois stercoraux, et les malades rendent par la bouche les matières fécales, ou du moins des matières qui ont toute l'odeur et l'aspect des matières stercorales. Le produit de ces vomissements dépose, comme dit Leroy, une sorte de matière hachée, une espèce de marc : c'est ce qu'on appelle le vomissement iliaque, qui comporte toujours le plus grand danger.

Si dans l'iléus ou passion iliaque les douleurs cessent subitement sans raison suffisante, la mort est imminente.

On observe quelquefois les mêmes vomissements stercoraux ou stercoriformes dans les hernies étranglées. Dans tous ces cas, il est inutile de le dire, le danger est extrême si l'on ne parvient pas à faire cesser promptement la cause de ces terribles vomissements. (Debreyne.)

Une autre espèce de vomissement redoutable, et même toujours mortel, est le vomissement chronique qui est déterminé par la présence d'un squirre de l'estomac ou du pylore. On est assuré que ce squirre existe à un degré très-avancé et mortel, si les vomissements sont composés de matières alimentaires mêlées d'un liquide aigre ou fétide, ou de matières brunâtres ou noirâtres, de couleur de lie de vin ou de chocolat, de café ou de suie détrempée; s'il existe des douleurs plus ou moins vives à la région de l'estomac; si l'on remarque une figure jaunâtre ou ce qu'on appelle le teint cancéreux, et surtout un amaigrissement général considérable ou le marasme. Alors il n'y a plus aucun espoir. (Debreyne.)

Le vomissement causé par la rentrée subite de la goutte, ou d'une éruption cutanée aiguë ou chronique, est ordinairement un signe fort dangereux.

16.

Le vomissement qui est l'effet d'une inflammation des reins, du péritoine, de la matrice, du foie, de la présence des calculs biliaires, des phlegmasies du cerveau et de ses membranes, ou d'une forte commotion cérébrale, est généralement un symptôme fâcheux, surtout lorsqu'il est lié à une affection aiguë du cerveau. Le danger est alors fort grand.

Le vomissement est également fâcheux lorsqu'il est déterminé par de graves blessures et surtout par des plaies de tête. *Bilis vomitus vulneri succedens malum denunciat, præcipuèque in capitis vulneribus.* (Hipp.) Dans tous ces cas de lésion cérébrale, la matière vomie est de la bile verte, porracée. C'est toujours un mauvais signe.

Le vomissement atrabilaire, suivant Hippocrate, annonce dans les maladies aiguës une mort prochaine. *Morbis quibusvis incipientibus, si atrabilis suprà infrà exierit, lethale.* (Hipp.)

Le vomissement atrabilaire, qui est brun, noirâtre, plus ou moins foncé, à peu près de la couleur de la suie détrempée, survenant dans une maladie chronique mortelle, annonce une mort prochaine. (Debreyne.)

Le vomissement de sang noir, soit liquide ou grumelé, quoique accompagné d'un pouls très-mauvais, des signes de la plus grande faiblesse, n'est cependant pas, dans les maladies aiguës, d'un pronostic aussi funeste que le vomissement atrabilaire. (Leroy.)

Le vomissement de toute matière corrompue, fétide, livide, noire, est de mauvais présage, surtout dans les maladies aiguës. *Si id quod vomitione excluditur, aut porraceum sit, aut lividum, aut nigrum, quamcumque horum colorum speciem referat, in pravis habere oportet. Quod si omnes illos colores idem homo vomitione exhibeat, valdè quidem id lethale est.* (Hipp.)

SIGNES FOURNIS PAR LES SÉCRÉTIONS

I. — Sueurs.

« Toute sueur, en général, quelle qu'elle soit et à quelque époque de la maladie qu'elle survienne, est symptomatique et fâcheuse, si elle augmente la fatigue, l'accablement et l'anxiété du malade ; si elle augmente les douleurs, la chaleur, les crampes et l'insomnie ; si le pouls devient plus fréquent, plus vite, plus dur, plus irrégulier, plus inégal ; si, en un mot, le malade se sent plus affaibli et plus épuisé. Une pareille sueur est non-seulement mauvaise de sa nature, mais elle annonce encore du danger pour la marche ultérieure de la maladie. Les sueurs qui arrivent à la période d'accroissement ou au plus haut degré d'intensité des maladies, en augmentent encore la violence et la gravité ; car alors aucune évacuation ne peut être critique. » (Debreyne.)

Les sueurs partielles ou nocturnes des phthisiques et des malades atteints de fièvre hectique annoncent ordinairement que la maladie est déjà arrivée à un degré qui la rend incurable.

Les sueurs froides sont, en général, très-fâcheuses dans

presque toutes les maladies. Dans les inflammations internes, elles annoncent souvent le passage à la gangrène et à la mort. *Pessimi autem (sudores) frigidi, quique circa caput tantummodo, faciem et cervicem exoriuntur. Iique namque cum acuta febre mortem, cum mitiore vero morbi longitudinem prænuntiant. Similiter et qui in toto corpore eodem quo et in capite modo proveniunt.* (Hipp.)

Dans toutes les maladies, soit aiguës, soit chroniques, les sueurs colliquatives, c'est-à-dire abondantes, continues, collantes, visqueuses et fétides, et qui sont suivies d'un grand collapsus et d'un grand épuisement, sont toujours très-fâcheuses.

Les sueurs épaisses, froides, ramassées par gouttes sur le corps, sont en général un signe de mort prochaine : c'est la sueur des mourants et des agonisants. « On observe, vers la fin des grandes hémorragies, une sueur épaisse, visqueuse et comme gluante ; elle est un des signes les plus certains de la terminaison heureuse de ces maladies. » (Double.)

II. — Déjections alvines.

La suppression subite des déjections alvines est un signe fâcheux dans les maladies aiguës, si elle est immédiatement suivie d'une tuméfaction douloureuse des hypocondres (régions supérieures et latérales du ventre). *A suppressione alvi, meteorismus hypochondriorum gravis.* (Hipp.)

Une constipation opiniâtre est, en général, un signe fâcheux chez les sujets qui sont attaqués de hernies : elle peut même devenir un signe mortel si la hernie s'étrangle ou s'engoue et suspend tout à fait le cours des matières.

Toute diarrhée symptomatique dans les maladies aiguës doit être regardée comme un signe fâcheux, surtout si elle est abondante et séreuse. Le cours de ventre copieux et fétide est surtout dangereux dans les fièvres typhoïdes, ataxiques et adynamiques. Il épuise et abat d'autant plus vite les forces, que les évacuations sont plus fréquentes, plus abondantes et plus claires. (Debreyne.)

Qui ne sait combien sont dangereuses les terribles et incessantes évacuations du choléra?

Une diarrhée abondante est toujours grave dans les fièvres malignes des enfants.

La diarrhée dyssentérique, c'est-à-dire sanguinolente, qui persiste malgré les remèdes employés pour l'arrêter, est toujours d'un mauvais présage, surtout si l'on observe en même temps une fièvre forte, la langue rouge et sèche, une soif vive, des tranchées violentes, etc.

Lorsque, aux fréquentes évacuations dyssentériques accompagnées de fièvre, de faiblesse générale, etc., il se joint d'autres mauvais signes, comme le hoquet particulièrement, le malade est exposé au plus grand danger et menacé d'une mort prochaine. (Debreyne.)

Des selles très-fréquentes, verdâtres, extrêmement fétides, sont fort dangereuses dans la petite vérole, à quelque époque qu'elles surviennent.

« Si dans l'entérite (inflammation des entrailles) ou dans le cours d'une péritonite (inflammation de tout le ventre), il se manifeste tout à coup une diarrhée ; si, dans le même temps, le ventre se tend, et si l'on rend beaucoup de vents, c'est un signe de mort prochaine. » (Landré-Beauvais.)

La diarrhée est funeste dans toutes les maladies chroniques très-avancées, comme la phthisie, les maladies cancéreuses, etc.

La diarrhée avec fièvre, soif et langue sèche, qui survient chez les malades qui ont subi de grandes opérations chirurgicales, est très-souvent funeste.

« Les selles atrabilaires, c'est-à-dire liquides, brunes, livides, noires, annoncent une mort prochaine, ainsi que celles dont l'odeur est cadavéreuse. » (Leroy.)

« Les selles grises ou blanches ressemblant à du lait, dit Landré-Beauvais, annoncent un grand danger dans les maladies aiguës et bilieuses, surtout lorsqu'il y a phrénésie, délire. Des matières noires et acides, faisant effervescence sur la brique, sont, suivant Hoffmann, mauvaises dans toutes les maladies aiguës.

« Les déjections liquides, jaunes, rougeâtres, couleur de jaune d'œuf, symptomatiques, annoncent la violence, la brièveté et le danger de la maladie. Tout flux de ventre rougeâtre est bien mauvais dans toutes les maladies aiguës; mais il est pernicieux quand il y a insomnie et assoupissement, avec des douleurs aux lombes et à la tête.

« Les selles liquides, vertes, bilieuses, écumeuses, sont très-suspectes dans les maladies aiguës, surtout lorsqu'elles sont accompagnées de douleurs des reins.

Les déjections bilieuses et hautes en couleur annoncent un fâcheux avenir, principalement quand elles paraissent telles dans un jour décrétoire (jour de crise). » (Landré-Beauvais.)

Les déjections involontaires et à l'insu des malades sans délire, survenant à la fin des maladies aiguës (les fièvres les plus graves, typhoïdes, malignes, typhus, etc.), sont un très-mauvais signe et annoncent ordinairement une mort prochaine.

« Dans les maladies aiguës, le ténesme qui marche avec le hoquet est mortel. » (Double.) Ce pronostic grave ne doit s'appliquer qu'aux dyssenteries fort graves et arrivées à leur dernière époque.

Les déjections indépendantes de la volonté et de la sensation du malade sont mortelles dans la dyssenterie : on peut assurer alors qu'il existe une atonie paralytique portée au plus haut degré, la gangrène ou le sphacèle des intestins. (Deguer.)

III. — Urines.

La rétention d'urine, assez ordinaire dans les fièvres graves, est une circonstance très-fâcheuse qui peut avoir les suites les plus graves si l'urine n'est évacuée au moyen de la sonde. Cet accident indique ordinairement une grande faiblesse générale, et surtout une grande atonie ou même une paralysie de la vessie ; ou il dépend d'un état de perturbation ou de dérangement des fonctions du cerveau, et quelquefois de la moelle épinière si la rétention d'urine a été l'effet immédiat d'une chute sur le dos et qu'elle coïncide avec la paralysie des jambes et des cuisses (paraplégie). C'est un signe des plus fâcheux et presque toujours mortel. (Debreyne.)

La suppression d'urines qui succède au refroidissement et aux frissons est funeste dans les maladies aiguës. (Hipp.)

Il ne faut pas, comme le fait très-judicieusement observé Debreyne, confondre la suppression d'urine avec la rétention du même liquide : dans le premier cas, la sécrétion urinaire est suspendue et la vessie est vide ; dans la rétention, le contraire arrive : la sécrétion de l'urine continue toujours dans les reins, la vessie se remplit outre mesure et manque de force contractile pour se vider. La suppression d'urine dans la fièvre jaune est l'indice d'une mort prochaine.

C'est un signe de fort mauvais présage, dit Double, lorsque, dans les maladies aiguës, les malades oublient d'uriner et qu'ils ne le font que sur la demande des assistants, bien qu'ils rendent librement une urine presque absolument naturelle.

L'écoulement involontaire des urines, qui a lieu à l'insu des malades et sans qu'ils soient en délire, est un très-mauvais signe.

Les urines rares et très-rouges sont un des principaux caractères des hydropisies, maladies toujours dangereuses.

Une abondance excessive des urines avec amaigrissement considérable, perte des forces, etc., est un très-mauvais signe et annonce même le plus souvent une terminaison funeste.

Les urines sanguinolentes sont, dans les fièvres adynamiques (putrides), un signe fort dangereux et souvent mortel. (Debreyne.)

Si l'urine rouge devient très-foncée et tire sur le brun noirâtre, elle annonce un danger réel, soit qu'elle dépose ou non un sédiment de la même couleur. L'urine rouge signale généralement l'invasion de la fièvre hectique, c'est-à-dire lente et consomptive.

« On a observé quelquefois des urines froides durant le cours des fièvres malignes, et toujours, dans ce cas, la maladie a été mortelle. » (Double.)

IV. — Crachats.

Tout le monde sait qu'on appelle expectoration l'expulsion des matières contenues dans la poitrine et provenant de la muqueuse ou peau interne qui revêt tous les canaux bronchiques.

Ces matières, une fois expulsées, constituent les crachats.

— Si l'expectoration ne peut s'effectuer qu'avec les plus grands efforts, des douleurs violentes et avec beaucoup de bruit de la poitrine, si en même temps le malade est très-faible et épuisé avec une figure pâle, livide, plombée, décomposée et hippocratique, on doit porter le pro-

nostic le plus grave et s'attendre généralement à une mort
-prochaine.

— L'expectoration qui s'arrête subitement dans une
fluxion de poitrine et dans un catarrhe grave annonce le
plus souvent une terminaison fâcheuse de la maladie, à
moins qu'il ne survienne en même temps d'autres évacuations critiques.

— Si le malade paraît avoir la poitrine pleine de crachats, si ses fréquents efforts pour la dégager sont vains et
impuissants, et qu'après avoir péniblement toussé et cra-
ché sa respiration fasse encore entendre le bruit ou le
gargouillement des crachats qui obstruent les bronches,
on doit en augurer fort mal, et craindre, si cet état persiste, que le râle de l'agonie ne se déclare et que le malade
ne succombe. (Debreyne.)

*Malum ubi nihil expurgatur, necse expedit pulmo, sed
propter multitudinem (sputi) fervet in gutture.* (Hipp.)

Les crachats de sang pur, dès le commencement d'une
pneumonie, annoncent en général qu'elle sera très-intense, grave et dangereuse. *Admodum autem sanguino-
lentum, aut quod statim ab initio livescit, perniciem præ
se fert.* (Hipp.)

Ils sont encore plus fâcheux lorsqu'ils se manifestent à
une époque plus ou moins avancée de la maladie.

Les crachements de sang considérables qu'on appelle
hémoptysies, qui surviennent sans fluxion de poitrine,
sont en général graves et fâcheux, parce que souvent
ils indiquent l'existence probable de tubercules pulmonaires, ou sont le signal du développement plus ou moins
prochain de la phthisie. En thèse générale, un crachement d'un sang abondant, rouge, vermeil, écumeux et
précédé d'un sentiment d'oppression, de chaleur et de
bouillonnement dans la poitrine, doit être regardé comme
un symptôme grave sur les suites duquel on ne peut ja-

mais être parfaitement rassuré ; et même, par son excessive abondance, il peut être suivi d'une mort immédiate, comme on l'observe quelquefois dans les phthisies très-avancées. (Debreyne.)

Le crachement de sang est encore plus dangereux dans les maladies chroniques de la poitrine, surtout lorsqu'il se répète souvent.

Les crachats purulents, en raison de leur diffluence, sont miscibles à l'eau, s'y délayent par l'agitation sans laisser de filaments, ou se précipitent promptement au fond de l'eau, si on les y plonge, tandis que les crachats muqueux puriformes, par leur cohérence et leur viscosité, surnagent et ne se mêlent pas à l'eau ou très-difficilement et jamais complétement, car ils laissent toujours des matières filamenteuses. Le pus, dit-on, jeté sur des charbons ardents, produit une odeur plus forte et plus fétide que la mucosité ou les crachats puriformes et non purulents. Suivant Double, « de minces concrétions tophacées, de petits grumeaux semblables à du riz bien cuit, rendus par les crachats, sont des indices certains de la phthisie tuberculeuse. » Le même auteur ajoute qu'il ne faut pas confondre ces petits grumeaux avec la matière sébacée, blanchâtre et très-fétide, qui provient de la partie postérieure des fosses nasales ou plutôt des amygdales. — Si tout à coup, dans une pneumonie chronique ou une phthisie pulmonaire, une énorme quantité de pus est inopinément rendue, on est averti par là qu'un abcès s'est ouvert dans les bronches : c'est ce qu'on appelle une *vomique*, qui quelquefois est la seule annonce de salut pour un malade désespéré. Mais si, malgré cette grande évacuation de la matière purulente, la position du malade reste la même; si l'expectoration ne tarit pas, que la toux, la fièvre lente, hectique, persistent, que la faiblesse, l'amaigrissement et les sueurs nocturnes augmentent, etc.,

on doit s'attendre à une mort certaine et prochaine. (Debreyne.)

Les crachats noirs, dans les maladies de la poitrine,
sont toujours fâcheux. Les crachats bruns, livides et noirs
font connaître du danger dans les maladies aiguës. Ceux
qui sont livides, sanieux, glutineux et semblables à de la
lie de vin, annoncent la gangrène du poumon, et une terminaison prompte et fâcheuse. (Gruner.) « Le crachat
brun, livide, celui qui est noir, fétide, annoncent une
mort presque assurée. » (Leroy.)

Toute odeur un peu forte dans les crachats est mauvaise. Les crachats qui exhalent une odeur fétide, sensible
aux assistants, indiquent souvent l'existence d'une phthisie ulcéreuse ou d'un ulcère du poumon, et ils sont par
conséquent du plus fâcheux augure.

« Les crachats qui sont âcres à la bouche, annoncent
une grande irritation et sont mauvais. Ceux qui sont amers
doivent faire craindre que la maladie ne se juge que difficilement. Des crachats très-chauds indiquent une grande
chaleur dans la poitrine et que la maladie est grave. Des
crachats froids indiquent la chute des forces et le plus
grand danger. » (Landré-Beauvais.)

« Des crachats bourbeux, semblables à de l'argile dé-
layée, surviennent dans les phthisies très-avancées et dans
les gangrènes du poumon : ils annoncent une mort prochaine. »

« Des crachats liquides, séreux et écumeux, rendus
après une toux sèche, forte et fréquente, accompagnée
d'une grande oppression, etc., sont l'indice, soit de l'œ-
dème du poumon, soit de l'hydrothorax, maladies toujours fort graves. » (Double.)

Des crachats très-abondants, épais, muqueux, blancs,
inodores et insipides sont mauvais, parce qu'ils peuvent
être suivis du marasme, de la consomption et de la mort.

APPENDICE

I. — Lacunes à combler.

Les lecteurs ont pu remarquer que, dans les trois ou quatre derniers chapitres qui précèdent, je n'ai point inséré les petits articles destinés aux *exceptions*. Déjà j'avais fait pressentir que ces articles devenaient moins importants en considérant le but qu'ils devaient atteindre.

De même qu'un malade en délire ne peut guère apprécier son état, un patient tourmenté par la fièvre, essoufflé par la souffrance, condamné à ne presque rien boire ni manger, ne peut guère s'effrayer en étudiant l'état de son pouls, en remarquant sa respiration maladive, en regardant sa langue, ou consultant sa soif ou sa faim. Quant à ses diverses sécrétions, il ne peut en faire une étude bien minutieuse, et, par conséquent, quel qu'en soit le caractère, elles sont incapables de l'inquiéter ni de le décourager.

C'est pourquoi j'ai cru nécessaire de réserver toutes mes exceptions pour un seul article et de les présenter en bloc

Il me paraît indispensable néanmoins de les analyser consciencieusement, car enfin, il ne s'agit pas d'éviter simplement l'effroi et le désespoir des malades, il faut songer un peu aux craintes de tous ceux qui les entourent, il faut surtout indiquer aux ecclésiastiques, pour lesquels nous écrivons tout spécialement ce volume, combien il est important pour ceux qui veulent bien juger la situation d'un malade, après l'avoir regardé, questionné, examiné presque médicalement, d'être renseigné sur ses habitudes, sa constitution et ses singularités de tempérament.

Pour les signes tirés des organes de la circulation, un prêtre doit être averti qu'ils varient bien souvent suivant les individus et les circonstances.

Il est des gens qui, malgré un état de santé parfait, ont le pouls très-vif, d'autres chez qui il se trouve d'une lenteur étonnante. Un jeune homme que j'ai soigné avait, lorsqu'il était en bonne santé, un pouls de quarante-cinq à cinquante pulsations seulement, et je connais des hommes faits dont le pouls marque ordinairement quatre-vingt-cinq à quatre-vingt-dix; j'en ai même rencontré dont les battements artériels étaient intermittents tant que ces individus se portaient bien; dès que le pouls se régularise chez ces bizarres sujets, c'est un symptôme de maladie et un signe de fièvre...

Quant aux palpitations de cœur, c'est-à-dire à tous ces soubresauts qu'éprouve intempestivement le centre circulatoire, ils peuvent être le simple résultat d'une émotion morale ou l'effet tout physiologique d'un excitant pris mal à propos. Qui ne connaît les palpitations de la timidité et l'activité cordiale qui suit d'ordinaire l'ingestion de quelques liqueurs alcooliques.

La langue est souvent fendillée chez certaines constitutions chaudes dont les entrailles subissent une constante constipation, et surtout elle devient promptement sèche et rouge chez les malades dont l'habitude est de dormir la bouche ouverte.

La déglutition, c'est-à-dire l'action d'avaler des solides

ou des liquides peut être entravée par cette appréhension morale que l'on appelle dégoût, ou par des obstacles physiques résidant d'ordinaire dans le gonflement anomal des petits organes qui siégent au détroit du gosier, c'est-à-dire par le gonflement de la luette et surtout par le gonflement des amygdales.

Qui ne sait que chez bien des individus la soif et la faim sont capricieuses, c'est-à-dire que, tantôt elles sont non-seulement manifestes, mais tyranniques, tantôt au contraire, quoi qu'on fasse pour les stimuler, elles sommeillent si bien qu'elles semblent complétement disparues. Ce qui a lieu chez des gens bien portants peut arriver à plus forte raison chez des gens malades.

La sueur? — On rencontre à chaque instant des hommes et des femmes qui semblent condamnés à perpétuité au supplice disgracieux de la transpiration! ils suent des mains, des pieds, ils suent du corps tout entier. Le temps cependant est frais, l'atmosphère paraît rafraîchissante, souvent même vous trouvez la température refroidie, et si vous rencontrez ces gens-là, si vous leur donnez une poignée de main, vous la retirez tout humide de sueur, si vous examinez leur visage vous l'apercevez ruisselant de sueur. Or ces sueurs chaudes, quand il fait chaud, deviennent promptement froides si elles sont exposées à des courants d'air ou à des milieux par trop réfrigérants.

A côté des *transpirateurs* vous trouvez les gens secs, réfractaires à tout motif de sueur, et qui semblent dire au soleil comme aux brasiers les plus ardents : Soleil, foyer, tu as beau faire, tu ne me feras jamais transpirer! Ces personnes payent leurs avantages de sécheresse par une foule d'indispositions et de maladies, mais comme ils sont en petit nombre, ils se regardent comme des merveilles et se posent en privilégiés. Dès qu'ils constatent chez leurs amis les premiers symptômes de la transpira-

tion, c'est avec un ton presque dédaigneux qu'ils s'é-
crient :

— Mais, mon très-cher, vous êtes malade ; sans cette
circonstance atténuante, il n'est pas permis à un honnête
homme de suer comme vous le faites en ce moment !

On conçoit que chez ceux qui suent exagérément, comme
chez les gens qui ne transpirent jamais, les signes tirés
de la sueur sont assez difficiles à bien apprécier.

Il me reste trois espèces de sécrétions bien disgracieuses
à passer en revue : les déjections alvines, les urines, et
ce produit de l'expulsion pectorale qu'on appelle crachat.

Certes, je respecte mes lecteurs et je n'oserais jamais
aborder ces différents chapitres si je ne les croyais pas
d'une réelle utilité.

Quel est le but auquel nous tendons ? Quels sont les résultats auxquels nous voulons arriver ? Apprécier la situation d'un malade et en reconnaître la gravité, sans
que le patient puisse s'inquiéter de notre examen, de nos
questions, de toutes nos investigations, en un mot.

Eh bien, j'ai eu soin de le faire remarquer en commençant, ce sont les signes tirés du visage, tirés de l'attitude
du corps, de la perspicacité intellectuelle, de la voix, qui
sont les plus faciles à remarquer et les plus faciles à étudier par les gens qui ne veulent se poser ni en médecins,
ni en curieux indiscrets.

Dès qu'un malade sent qu'on lui tâte le pouls, aussitôt
qu'on lui demande à voir sa langue, il comprend très-bien
qu'il subit un examen, et il s'effraye dès que les exhortations religieuses lui apprennent qu'on a reconnu dans sa
situation un véritable danger ; tandis que, sans qu'il en
sache rien, on peut inspecter les diverses sécrétions que
nous énumérions tout à l'heure et en tirer les conséquences qu'en tirent les auteurs les mieux posés.

Toutefois, il est bon de savoir que l'alimentation réagit

d'une façon extrême sur les déjections alvines et sur les sécrétions urinaires; il est des viandes noires, des vins teintés et certains médicaments qui donnent aux matières fécales une teinte exagérément foncée; il est d'autres aliments au contraire, d'autres médicaments surtout qui rendent ces matières jaune-paille, blanches ou grises comme de la terre glaise.

Et puis, chacun sait que bien des gens passent sans cesse par des alternatives de diarrhées et de constipations; qu'il est certains individus dont les urines sont très-abondantes, tandis que, chez d'autres, elles sont d'une rareté habituelle.

Quant aux crachats, pour empêcher les inquiétudes des pulmoniques, prévenir le désespoir des phthisiques, je recommande beaucoup de discrétion à ce sujet aux gens qui ne sont point initiés à toutes les manœuvres médicales et qui ne peuvent s'assurer par l'auscultation et la percussion de l'état des organes pulmonaires. Je n'ai à leur faire qu'une seule remarque, c'est que l'expectoration du rhume pourri, c'est-à-dire du catarrhe simple arrivé à sa dernière période, est absolument la même que l'expectoration des phthisiques en danger de mort...

II. — Maladies mortelles.

Ce que j'ai dit en commençant cette troisième partie, dans l'article intitulé *Trépied vital*, pourrait me dispenser d'aborder la sombre nomenclature des maladies qui se terminent le plus ordinairement par la mort; mais deux raisons m'y déterminent.

La première, c'est que je l'ai promis et que je tiens à honneur de remplir toutes mes promesses. La seconde, c'est que je crois ce chapitre utile; avec les gens du monde, on ne saurait être trop catégorique, et, au risque de passer pour un rabâcheur, il vaut mieux se répéter que de se draper dans les usages plus ou moins littéraires de nos petits-maîtres scientifiques.

Toute maladie est mortelle, plus ou moins promptement, plus ou moins irrévocablement, dès qu'elle attaque l'un des trois gros piliers que j'ai représentés comme constituant le trépied vital. Je rappelle que ce trépied est formé par le système nerveux, par le double système respiratoire et circulatoire, et par le système digestif.

III. — Maladies attaquant le système nerveux.

Elles attaquent le centre ou les branches, mais elles ne deviennent mortelles que si des branches elles arrivent au centre, si des rameaux elles parviennent jusqu'au tronc. Il ne s'agit donc ici, puisque nous ne voulons mentionner que des maladies graves ou mortelles, que des affections qui frappent le centre cérébral, autrement dit le cerveau.

Et d'abord nous avons l'inflammation du cerveau lui-même ou de ses enveloppes que l'on intitule *fièvre cérébrale*.

Puis l'*apoplexie*, c'est-à-dire l'hémorragie interne, sanguine ou séreuse, qui pèse sur le cerveau, en arrête les fonctions, ou devient capable de le désorganiser.

Nous avons les *blessures de tête* avec fracture des os, ou l'inflammation par contre-coup des membranes qui enveloppent le cerveau.

Nous avons les répercussions congestives, les fièvres éruptives, scorbutiques, typhoïdiques, et toutes les épidémies plus ou moins effrayantes.

Une rougeole, une scarlatine, une petite vérole, etc., qui se suppriment tout à coup, peuvent, en se répercutant sur le cerveau, y déterminer des désordres qui deviennent mortels. La fièvre typhoïde est dans le même cas, seulement elle agit souvent sans se supprimer, et, bien que résidant toujours sur les entrailles, elle frappe par sympathie sur le centre cérébral et avec une telle force, qu'elle met toute la vie en déroute.

Les vices constitutionnels peuvent avoir les mêmes résultats que les maladies éruptives. La goutte, la syphilis, le scorbut et le vice dartreux peuvent, en se condensant sur le cerveau, compromettre sérieusement non-seulement le centre nerveux, mais l'organisme vivant et ses diverses fonctions.

Enfin, viennent les épanchements et les dégénérescences. Il peut y avoir hydropisie du cerveau, cancer du cerveau, tubercule du cerveau. Cancer ou tubercule peuvent porter sur la masse cérébrale ou sur la boîte osseuse qui l'entoure ; hydropisie, cancer ou tubercule sont, en pareils cas, essentiellement mortels.

Ce que je viens de dire du cerveau, je pourrais le répéter pour son annexe, c'est-à-dire pour la moelle épinière. Qu'il me suffise d'indiquer que, sous le nom générique de centre nerveux, j'ai compris non-seulement le cerveau, mais la moelle allongée, c'est-à-dire toute la substance médullaire qui remplit la colonne vertébrale.

IV.— Maladies des centres circulatoire et respiratoire.

Ici nous avons à noter le catarrhe bronchique qui peut quelquefois devenir catarrhe suffocant. Mais aussi nous avons les maladies de la gorge, c'est-à-dire les différentes angines : angines couenneuses, angines croupales, angines tétaniques, etc., etc.

Et puis nous avons l'inflammation des poumons eux-mêmes. Si cette inflammation réside au centre du tissu pulmonaire, elle constitue la *pneumonie* ou fluxion de poitrine, qui peut devenir très-grave quand on n'a pas su la juguler au moment où elle arrive à son troisième degré.

Si la maladie réside plus spécialement sur la toile séreuse, qui non-seulement enveloppe les poumons, mais
double la cavité thoracique dans laquelle ces organes se
trouvent logés, alors il y a épanchement de sérosités ; il
survient ce que l'on appelle une *pleurésie*, et bien souvent
les pleurésies mal traitées ou réfractaires aux différentes
médicamentations se terminent par une sépulcrale catastrophe.

Inutile, je pense, de répéter, à propos du centre respiratoire et circulatoire, ce que j'ai dit au sujet du centre
nerveux :

Sur les blessures,

Sur les répercussions des maladies éruptives ou constitutionnelles,

Sur les dégénérescences cancéreuses, tuberculeuses surtout; les unes constituent l'hydropisie du poumon, l'hydro-
péricardite, les autres sont appelées apoplexies, déchirures,
anévrismes.

Souvent, à la suite des inflammations, on constate dans
la poitrine la présence intempestive de fausses membranes ou des points d'adhérences pernicieuses. Ce serait
perdre mon temps que de vouloir démontrer longuement
la gravité de semblables accidents.

V. — Maladies du tube digestif et de ses annexes.

Les maladies mortelles qui frappent le tube digestif et
ses annexes sont absolument analogues aux maladies graves et dangereuses que nous venons de mentionner en
parlant du centre nerveux et des centres respiratoire et
circulatoire.

Inflammation, — apoplexie, hydropisie et dégénérescence, — tout est dans ces quelques mots.

Il peut y avoir inflammation de l'estomac, inflammation du foie, inflammation de la rate, inflammation des reins, inflammation de la vessie. Ces diverses inflammations deviennent d'une gravité facile à comprendre dès qu'elles persistent quelque temps.

Par leur persistance, en effet, elles entravent les fonctions de chacun de ces organes, mais par les désordres qu'elles causent elles peuvent blesser mortellement ces importants instruments. Ainsi l'inflammation, par le boursouflement qu'elle produit, peut *obturer*, c'est-à-dire boucher les ouvertures ou canaux des divers organes digestifs que nous avons mentionnés, c'est-à-dire de l'estomac, du foie, de la rate et de la vessie.

Non-seulement elle peut les boucher, mais il lui arrive de les trouer et de les percer à jour. Dans l'un et l'autre cas, il y a mort certaine.

C'est par le mécanisme de l'obturation ou de la perforation que les dégénérescences, c'est-à-dire les cancers ou tubercules des différents organes susmentionnés, sont toujours d'une gravité considérable et les avant-coureurs d'une mort terrible et douloureuse.

Je ne veux pas trop prolonger ce calendrier funèbre, et je me contenterai de citer encore trois sortes de maladies souvent mortelles.

Les unes dépendent du système cutané et des vaisseaux artériels et veineux qui le parsèment ; les deux autres sont bien souvent inexplicables dans leurs redoutables effets. Ce sont les empoisonnements, d'une part, et, de l'autre, les épidémies meurtrières.

VI. — Résorption purulente.

Toutes les fois qu'une plaie considérable entre en suppuration, à la suite d'une brûlure, d'une blessure ou d'une opération chirurgicale, un danger considérable se trouve suspendu sur la tête du patient.

Il se peut que l'un des vaisseaux lymphatiques, ou même une ramicule veineuse, pompe une gouttelette de pus et la jette dans le grand torrent circulatoire. Aussitôt l'empoisonnement devient général, il se forme des dépôts et des abcès partout. Tant que ces dépôts s'organisent dans la profondeur des bras ou des jambes, en un mot, dans des organes qui ne sont point essentiels à la vie, le danger peut être conjuré, la maladie est guérissable; mais dès que ces abcès se forment à la tête, à la poitrine ou au ventre, ils deviennent promptement mortels.

C'est par le mécanisme de la résorption purulente, et par la nécessité de garder intacts certains organes du corps, que la gangrène, c'est-à-dire la mort ou désorganisation complète, frappant instantanément sur tel ou tel organe, jette promptement ses victimes dans le terrible gouffre du trépas.

De deux choses l'une : ou la gangrène, que nous supposons frapper un organe important, est assez intense pour percer toute une paroi et pour trouer des canaux importants; ou bien, très-étendue, considérable et alors attaquée par une inflammation qui veut l'éliminer, puis par une suppuration en rapport avec cette large inflammation elle occasionne souvent la *purulence* dont je dénonçais tout à l'heure toute la gravité.

VII. — Empoisonnements.

Les empoisonnements ne sont pas toujours mortels, mais ils le deviennent quand, par des opérations chirurgicales ou des manœuvres médicamenteuses, on ne peut parvenir à annihiler le poison introduit dans un organisme vivant.

J'ai parlé de la rage dans mon volume des *Petites et grandes misères*, j'ai parlé de la morsure des vipères dans le livre intitulé *Médecine des accidents*. Je regarde ces deux genres de blessures comme des blessures empoisonnées, et c'est pour en guérir le venin que j'ai recommandé de vigoureuses cautérisations. Quant aux poisons minéraux, végétaux, introduits dans le tube digestif, j'ai eu soin d'en indiquer les antidotes. Eh bien, si, dans le premier cas, la cautérisation n'est point faite à temps, si, dans le second cas, l'antidote n'est point donné ou est donnée trop tard, il y a maladie presque toujours irrévocablement mortelle.

Ces poisons tuent comme la foudre, ils désorganisent, blessent ou perforent comme des coups de lance ou les balles meurtrières d'une arme à feu.

Arme à feu! je devrais, pour être complet, parler de la gravité de toutes les blessures — glorieuses mais terribles — que l'on trouve sur les champs de bataille. La dissertation serait curieuse, intéressante peut-être; seulement je crois qu'elle serait inutile. On meurt bien rarement dans les campagnes d'une blessure faite par une arme blanche ou par une arme à feu.

VIII. — Épidémies.

Je termine par les épidémies. Mais, tout en dénonçant la gravité ordinaire de ces fléaux, je crois bon de renvoyer à ce que j'ai dit sur la fièvre typhoïde, la suette et le choléra. J'estime que chacune de ces maladies est d'autant plus grave et plus meurtrière que les malades sont plus tremblants et plus démoralisés. Est-ce à dire que la peur est la seule cause des dénoûments funestes? Non, vraiment, car on a vu des épidémies de |grippe, des épidémies de rougcole, devenir presque aussi redoutables que le choléra-morbus.

Une épidémie meurtrière est vraiment un châtiment du ciel, une punition venue d'en haut qu'il ne m'appartient point d'expliquer, et dont il est impossible de vous faire comprendre les résultats. Seulement, quand l'orage éclate, quand le fléau tombe, quand la maladie se déclare, il est bon d'engager tous les malades qui s'en trouvent atteints à se préparer au jugement suprême et à se disposer au grand voyage de l'éternité...

IX. — Résumé.

J'ai tenu à formuler les préceptes, à relater toutes les indications, tous les renseignements de nos plus illustres observateurs; j'ai eu soin seulement d'atténuer les couleurs trop sombres, et, à côté des condamnations, j'ai montré des acquittements possibles.

En résumé, ce sont les signes tirés de la physionomie et de l'intelligence du malade qui seront les plus promptement appréciés par les ecclésiastiques obligés de se trouver face à face avec l'agonie.

Et cependant il est bon nombre d'autres symptômes qui pourront leur être très-utiles.

Oh! si vous aviez vu autant d'agonisants que j'ai été contraint d'en considérer dans ma vie, vous vous tromperiez rarement dans l'appréciation des signes précurseurs de la mort!

L'homme qui va mourir n'a pas seulement cette *face hippocratique* que j'ai pris soin de vous décrire minutieusement. Ce qui prédomine, ce qui frappe surtout les assistants, c'est l'anxiété respiratoire, c'est le sifflement, le ronflement, ou plutôt le gargouillement pulmonaire, c'est ce *râle* affreux qu'éprouve presque toujours un homme près de mourir.

A moins de périr d'une mort violente ou subite, à moins de succomber sous un coup de feu ou sous l'étreinte d'une apoplexie foudroyante, toutes les fois que l'on finit par une maladie de plusieurs jours, on termine sa vie dans les effrayants symptômes de l'étouffement et de l'asphyxie.

Ainsi, non-seulement la face est tirée, maigrie, grippée, non-seulement les yeux sont glauques et les paupières semblent renfoncées, mais la bouche s'entr'ouvre, les ailes du nez s'agitent; bientôt, à chaque respiration, on entend remuer dans la gorge les mucosités que le pauvre moribond n'a pas la force d'expulser.

Tâtez le pouls alors, vous le verrez qui fléchit et qui disparaît, vous constaterez qu'il n'a plus ni force, ni rhythme; placez la main sur le front, sur les bras ou sur les jambes, et vous la retirerez tout humide d'une transpiration gluante et froide.

Hélas! hélas! c'est l'agonie bien caractérisée! Hâtez-vous! hâtez-vous, digne prêtre, si le malade a encore besoin de vos exhortations et du sacrement qui fortifie les mourants; car, dans quelques heures, il ne sera plus temps d'agir; car, d'un instant à l'autre, l'âme, brisant sa terrestre enveloppe, peut être contrainte d'aller se présenter devant le souverain juge.

FIN.

TABLE DES MATIERES

FIN DE LA TABLE DES MATIÈRES.

PROGRAMME DÉTAILLÉ

DE

L'ENCYCLOPÉDIE DE LA SANTÉ

ENCYCLOPÉDIE
DE LA SANTÉ

12 volumes d'un format portatif

Ne donnant que des traités terminés et des articles complets.

Prévenir les maladies en enseignant sous une forme attrayante les préceptes si importants de l'hygiène ; instruire chacun sur l'art si difficile de soigner les malades ; indiquer les secours nécessaires dans les maladies épidémiques, dans les maladies de l'enfance et dans toute espèce d'accidents ; renseigner sur la conduite à tenir dans les affections chroniques, dans certaines maladies spéciales, dans des indispositions fort délicates à traiter ; rassembler et publier en les discutant les remèdes populaires et les recettes de famille ; en deux mots, éclairer le dévouement et la bonne volonté, calmer bien des inquiétudes et conjurer bien des catastrophes : tel est notre but, telles sont nos limites. Nous n'avons pas la folie de croire les médecins inutiles ; nous n'avons jamais eu la prétention de renseigner sur toutes les maladies, et de pouvoir indiquer les meilleurs remèdes à appliquer dans tous les cas possibles.

Le prix de chaque volume acheté séparément est de 3 fr. 50 c. et de 3 fr. seulement, quand on prend la collection complète.

Nota. *Les volumes sont envoyés franco dans toute la France.*

L'ART

DE

SOIGNER LES MALADES

PAR

LE DOCTEUR JULES MASSE

1 vol. avec gravures.

Soins nécessaires suivant les différentes périodes de chaque maladie. — Tisanes. — Bains de pieds. — Cataplasmes. — Potions. — Pilules. — Purgations. — Sangsues. — Ventouses. — Saignées. — Vésicatoires. — Cautères. — Sétons. — Manœuvres diverses. — Rubriques importantes. — Pansements. — Soins moraux.

Ce volume, d'une utilité toute pratique, est, de notre Collection, celui qui fera le mieux comprendre les avantages de nos Traités spéciaux et de notre format portatif.

Qui ne peut se trouver dans l'obligation de soigner un parent, un ami tombés malades? qui ne peut trouver mille occasions de renseigner sur les soins à donner dans la plupart des maladies?

S'il faut rechercher les avis et conseils donnés à ce sujet dans le fouillis inévitable d'un journal, on s'y perd, on se décourage, on ne dit rien, et l'on a peur d'agir; tandis qu'avec notre petit volume mis en poche et facilement consulté, chacun peut devenir aussi expérimenté qu'une bonne garde-malade, aussi utile que les dignes sœurs de charité.

18

LA MÉDECINE

DES ACCIDENTS

PAR

LE DOCTEUR JULES MASSÉ

Un volume avec de nombreuses gravures.

Secours aux noyés. — Asphyxies de toute nature. — Syncopes.
— Empoisonnements et antidotes. —
— Brûlures. — Entorses. — Membres démis. — Membres cassés. —
Plaies de tout genre et simples contusions.

Mêmes remarques à faire sur les avantages de ce volume que sur les avantages présentés par le volume précédent.

Quand un accident arrive à la campagne ou dans certains faubourgs, on s'empresse d'aller demander secours au curé, aux bonnes sœurs, à toutes les personnes enfin que l'on connaît charitables et bienfaisantes. — C'est le cas ou jamais d'emporter les conseils donnés pour obvier aux fâcheux résultats de toute espèce d'accidents. — Qu'il s'agisse d'une chute, d'une hémorragie, d'une asphyxie ou d'un empoisonnement, on ouvre son petit livre, on y trouve la conduite à tenir, et l'on agit alors avec ardeur et confiance, avec sagesse et sécurité.

PETITES

ET

GRANDES MISÈRES

PAR

LE DOCTEUR JULES MASSÉ

Un volume.

———

Sous le nom de grandes misères, nous comprenons : la RAGE, le CHOLÉRA, la SUETTE et la FIÈVRE TYPHOÏDE. — Sous la dénomination de petites misères, nous n'avons parlé que de trois indispositions, mais si taquinantes, si tenaces, si souvent désolantes, qu'elles méritent bien, elles aussi, le nom de misères ; ce sont : la CONSTIPATION, la MIGRAINE et l'OBÉSITÉ.

Ainsi notre première partie pourrait être intitulée la Médecine spéciale des Épidémies, et nous la croyons appelée à rendre d'immenses services. Notre seconde doit être la consolation et la règle de conduite d'un grand nombre de gens désagréablement indisposés.

LA
SANTÉ DES FEMMES

OUVRAGE CONFIDENTIEL

DÉDIÉ A UNE SŒUR DE CHARITÉ

PAR

LE DOCTEUR JULES MASSÉ

1 vol. avec gravures.

Anatomie. — Physiologie. — Hygiène. — Maladies de l'enfance.
— De la jeunesse. — De l'âge mûr. — De l'âge critique.
— Tortures faciles à guérir. —
Moyen d'éviter souvent de douloureuses opérations.

Nous le disons dans les préliminaires de cet ouvrage, il est urgent de combattre chez les femmes les moindres indispositions. — Avec des soins et des précautions intelligentes, il est possible de leur éviter de fort terribles maladies.

Mais, pour mettre tout le monde à même de prendre ces précautions, de combattre tous ces malaises, il faut des instructions capables d'éclairer les mères de famille et tous ceux qui se préoccupent des souffrances d'autrui, et des renseignements qui permettent aux femmes de soigner discrètement les premiers degrés de certaines maladies.

C'est ce que nous avons voulu donner.

AVIS

AU CLERGÉ

CONTENANT TROIS PARTIES DISTINCTES

SAVOIR :

**1º L'Hygiène du Prêtre; 2º le Prêtre et la Médecine;
3º le Prêtre devant l'agonie,**

PAR

LE DOCTEUR JULES MASSÉ

UN VOLUME.

Ce volume est, comme on le voit, spécialement destiné aux ecclésiastiques.

Nous y complétons ce qui a déjà été publié sous le titre de l'*Hygiène du Curé de campagne.* — Nous y parlons des inconvénients du binage et des coutumes désastreuses de certains pays.

Dans la seconde partie, tout en montrant au prêtre les services que peuvent lui faciliter quelques notions médicales, nous lui indiquons les limites qu'il ne doit pas franchir, et les moyens d'éviter les procès, poursuites et accusations de quelques guérisseurs patentés.

Enfin, dans la troisième, nous indiquons les signes d'une mort prochaine, et nous tâchons de montrer au prêtre les cas où il doit se presser d'aider les malades près de partir, le moment où il doit enrichir du trésor des sacrements les voyageurs qui se mettent en marche vers l'éternité.

18.

LA SANTÉ

DES

MÈRES ET DES ENFANTS

PAR

LE DOCTEUR JULES MASSÉ

Un volume avec gravures explicatives.

Soins des femmes devenues mères. — Allaitement.
— Nourrices et nourrissons. —
Cris, dentition, convulsions, croup, rougeole, petite vérole, fièvre
cérébrale, déviations, etc.

Nous n'avons pas à faire de grandes phrases pour démontrer les avantages de ce volume, que nous adressons spécialement aux mères de famille. —Tout ce qui tient à la santé des petits enfants est d'une si grande importance ! — Ce que nous pouvons dire, c'est que cet ouvrage renferme plusieurs chapitres qui, déjà publiés, ont été si bien compris, si bien mis en pratique, qu'ils ont littéralement sauvé la vie de plusieurs petits enfants.

PARAITRONT BIENTOT:

LA
MÉDECINE NATURELLE

OU

TRAITEMENT DES MALADIES CHRONIQUES

AFFRANCHI DES DROGUES CHIMIQUES

PAR

LE DOCTEUR JULES MASSÉ

Un volume.

Médecine spécialement extérieure.
— Bains de mer. —
Hydrothérapie. — Eaux minérales. — Électricité. — Massage et gymnastique.
— Examen critique de tous les systèmes médicaux.

On a fait le Guide des baigneurs à la mer, le Guide aux eaux minérales, le Guide hydrothérapique ; on a écrit de longs et scientifiques résumés sur la gymnastique, le massage et l'électricité. — Notre petit volume pourra tenir lieu de tout cela. Il deviendra le compagnon obligé de tous les valétudinaires, le conseiller intelligent des gens affectés de maladies chroniques.

TROIS MALADIES

RÉPUTÉES

INCURABLES

PAR

LE DOCTEUR JULES MASSÉ

Un volume.

———

Dartres, scrofules, épilepsie. — Moyen de les guérir. —
Exemples de guérison.

———

Que de maladies réputées incurables, et auxquelles on croit
inutile d'opposer une énergique médicamentation !

Nous avons choisi trois affections que non-seulement les gens
du monde, mais qu'un bon nombre de médecins croient impossible de guérir, et, recueillant dans les manuscrits du professeur
Récamier des preuves, des observations, des faits précieux, nous
démontrons, pièces en mains, qu'il est défendu de se décourager,
et toujours sage de combattre.

LES
MALADIES VIRILES

OUVRAGE CONFIDENTIEL

PAR

LE DOCTEUR JULES MASSÉ

Un volume.

Tant de mauvais livres ont été écrits sur cette matière, que nous avons cru nécessaire d'en redresser les erreurs, et d'en dénoncer les dangers. D'un autre côté, nous avons desiré compléter par un ouvrage spécial ce que nous n'avons pas voulu traiter dans notre *Cours d'Hygiène populaire*.

Vices de conformation, maladies héréditaires, lésions de toutes sortes, y sont étudiés et examinés en détail.

FORMULES

ET RECETTES

PAR

LE DOCTEUR JULES MASSÉ

Un volume.

En dehors du Codex, en dehors des approbations plus ou moins motivées de notre savante Académie, il existe perdus dans des coins du pays des médicaments fort utiles, de vieilles recettes sur lesquelles nous voulons appeler l'attention.

Le Journal que nous avons quitté nous a fourni pendant trois ans l'occasion de publier un certain nombre de ces formules, et nous avons appris par expérience l'utilité réelle d'une publication de cette nature.

Ces recettes réunies dans un volume seront beaucoup plus profitables, ce nous semble, que perdues dans les colonnes d'un journal? — Pourquoi? — Parce qu'elles se trouvent dans le livre rangées par catégories, rassemblées suivant leur vertu et leur qualité spéciales, et puis encore, parce que le volume est compacte, portatif, et qu'il deviendra le *vade mecum* de l'infirmière ou de la sœur de charité.

DOCTEUR JULES MASSÉ — ŒUVRES COMPLÈTES

PREMIÈRE PARTIE

ENCYCLOPÉDIE DE LA SANTÉ

DOUZE VOLUMES

D'UN FORMAT PORTATIF, NE DONNANT QUE DES TRAITÉS TERMINÉS ET DES
ARTICLES COMPLETS

Prévenir les maladies en enseignant sous une forme attrayante les préceptes si importants de l'hygiène; instruire chacun sur l'art si difficile de soigner les malades; indiquer les secours nécessaires dans les maladies épidémiques, dans les maladies de l'enfance et dans toute espèce d'accidents; renseigner sur la conduite à tenir dans les affections chroniques, dans certaines maladies spéciales, dans des indispositions fort délicates à traiter; rassembler et publier en les discutant les remèdes populaires et les recettes de famille; en deux mots, éclairer le dévouement et la bonne volonté, calmer bien des inquiétudes, conjurer bien des catastrophes : tel est notre but, telles sont nos limites. Nous n'avons pas la folie de croire les médecins inutiles, et nous n'avons jamais eu la prétention de renseigner sur toutes les maladies et de pouvoir indiquer les meilleurs remèdes à appliquer dans tous les cas possibles.

Cours d'hygiène populaire.
—Hygiène de la chevelure — de la vue — de l'ouïe — de la peau — du goût - des dents — de la digestion — de la circulation du sang — de l'odorat — de la voix — de la respiration—du système nerveux — de l'appareil musculaire — bains — habitations — vêtements — aliments — boissons — cause des maladies. 2 vol.

L'art de soigner les malades. — Soins nécessaires suivant les différentes périodes de chaque maladie —tisanes — bains de pieds—cataplasmes — potions - pilules — purgations — sangsues — ventouses — saignées — vésicatoires — cautères — sétons — manœuvres diverses — rubriques importantes — pansements — soins moraux. 1 vol.

Petites et grandes misères. — Rage — choléra — suette — fièvre typhoïde — obésité — constipation — migraine. 1 vol.

La santé des femmes (*ouvrage confidentiel*). — Anatomie — physiologie — hygiène spéciale — maladies de l'enfance — de la jeunesse — de l'âge mûr — de l'âge critique — moyen d'éviter souvent de douloureuses opérations. 1 vol.

Avis au clergé. — Contenant trois parties distinctes, intitulées : 1° l'Hygiène du prêtre; — 2° le prêtre et la médecine; — 3° le prêtre devant l'agonie. 1 vol.

La médecine des accidents. —Secours aux noyés, asphyxiés de toute nature, syncope, empoisonnements et antidotes—brûlures, entorses, membres démis, membres cassés, plaies de tout genre et simples contusions. 1 vol.

La santé des mères et des enfants. — Soins des femmes devenues mères — allaitement — nourrices et nourrissons — cris, dentition, convulsions, croup, rougeole, petite vérole, fièvre cérébrale, déviations, etc. 1 vol.

Maladies viriles (*ouvrage confidentiel*). — Vices de conformation, maladies héréditaires; lésions de toute sorte. 1 vol.

Formules et recettes. — Remèdes populaires, remèdes à bon marché, remèdes dangereux, pharmacie traditionnelle, secrets de l'ancienne médecine. 1 vol.

La médecine naturelle, — ou traitement des maladies chroniques affranchi des drogues chimiques — médecine spécialement extérieure — bains de mer, hydrothérapie — eaux minérales— électricité — massage et gymnastique. — Examen critique de tous les systèmes médicaux. 1 vol.

Trois maladies réputées incurables. — Dartres, scrofules, épilepsie — moyen de les guérir — exemples de guérison. 1 vol.

Le prix de chaque volume, acheté séparément, est de 3 fr. 50 c.
Pour ce prix, le volume est envoyé franco dans toute la France. — Il est fait une remise de 50 c. par volume à quiconque déclare souscrire à la collection complète de l'**Encyclopédie de la santé.**
Envoyer un mandat de poste au nom du docteur JULES MASSÉ, à Paris, rue du Regard, 1, faubourg Saint-Germain, hôtel Récamier.

PARIS. — TYP. SIMON RAÇON ET COMP., RUE D'ERFURTH, 1.

* 9 7 8 2 0 1 3 7 2 3 3 8 1 *